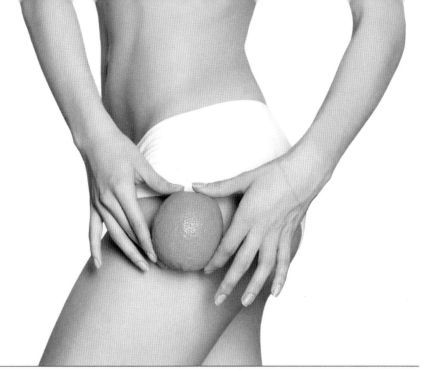

拥有"魔法之手"的朴惠贞院长公开塑造完美身材的秘密

1天10分钟
消除脂肪团

〔韩〕朴惠贞 著

曾甜甜 译

U0324755

天津出版传媒集团

天津科技翻译出版有限公司

著作权合同登记号：图字：02-2016-264

图书在版编目(CIP)数据

1天10分钟,消除脂肪团/(韩)朴惠贞著;曾甜甜译. —天津：天津科技翻译出版有限公司,2021.10
ISBN 978-7-5433-4099-2

Ⅰ.①1… Ⅱ.①朴… ②曾… Ⅲ.①减肥–普及读物
Ⅳ.①R161-49

中国版本图书馆 CIP 数据核字(2021)第 018355 号

Original Title: 하루10분, 셀룰라이트 Zero 마사지
"10 minutes a day, Cellulite Zero Massage" by Park hye jung
Copyright © 2016 VITABOOKS, an imprint of HealthChosun Co. Ltd.
All right reserved.
Originally Korean edition published by VITABOOKS, an imprint of HealthChosun Co. Ltd.
The Simplified Chinese Language edition © 2021 Tianjin Science & Technology Translation & Publishing Co., Ltd.
The Simplified Chinese translation rights arranged with VITABOOKS, an imprint of HealthChosun Co. Ltd. through EntersKorea Co. Ltd., Seoul, Korea.

出　　版：天津科技翻译出版有限公司
出 版 人：刘子媛
地　　址：天津市南开区白堤路 244 号
邮政编码：300192
电　　话：(022)87894896
传　　真：(022)87895650
网　　址：www.tsttpc.com
印　　刷：天津新华印务有限公司
发　　行：全国新华书店
版本记录：710mm×1000mm　16 开本　13 印张　200 千字
　　　　　2021 年 10 月第 1 版　2021 年 10 月第 1 次印刷
　　　　　定价：59.80 元

（如发现印装问题,可与出版社调换）

推 荐 语

　　和朴惠贞相处了 20 多年，我一直非常认可她的热情和努力。我常想，还有没有像她一样的人，可以把每一天都过得这么开心又充实。正是这种努力成就了今天的她。本书收录了她近 10 年来积累的美容秘诀和瘦身要领，通过坚持练习，一定能让更多人收获美丽。

——张允珠(模特)

　　朴惠贞院长的手可以说是"魔法之手"。因为她这双打造完美身材的手，一直以来治愈着我的身体和心灵。本书包含了具有神奇效果的美容秘诀，希望本书能够将积极的态度传达给所有人，让大家一起感受这神奇的改变。

——郑丽媛(演员)

　　大家是不是很好奇我为什么越来越漂亮？在此，我希望将朴惠贞院长的美容秘诀分享给大家！本书中记录了魔法般的按摩方法，可以让你更加年轻和美丽。你做好变美的准备了吗？从今天开始，一直坚持练下去吧。

——吴涟序(演员)

　　无论多么忙碌，每隔两周我都会预约朴院长的护理。在朴院长的指导下，我的皮肤渐渐焕发光彩。头脑变得更清晰，心灵也得到治愈。本书包含了朴院长的技巧和秘诀，对追求美丽的人来说是一本难得的美容指导手册。

——EXO 成员世勋(歌手)

用简单动作获得惊人效果的按摩技巧,在家里就能跟着做的美容秘诀,这是一本家庭式的美容养颜秘籍。希望能和大家一起分享朴惠贞院长特有的指导方法。

——Super Junior 成员圭贤(歌手)

朴惠贞院长的定制型指导秘诀常常让我感到惊喜。不论是偶尔去,还是每天去,都让我感到十分满足。而这些美容和瘦身要领全部被收录在本书中。如果你想拥有苗条的身材,体验最有名的按摩法,那我会强烈推荐这本书。

——SHINee 成员 Key(歌手)

频繁的出差常常让我的皮肤变得松弛,身体变得疲惫不堪,而令人惊讶的是,朴惠贞院长的按摩手法总能让我找回健康和美丽。这让我作为一个男人,也会每两周去做一次身体管理。本书包含了院长的美容技巧以及真诚。如果你还在寻找一本让身心变美的书籍,那么很显然,这本书是最合适的了。

——FT Island 成员钟勋(歌手)

我和朴院长已经相识 16 年了。为我管理面部和身材的朴院长出版图书了。说实话,我不是很情愿,因为这就意味着以前只有我知道的秘诀现在全部公开了。我一直说她拥有“魔法之手”,她用温暖的手给我疏通面部经络时,总让我感受到前所未有的舒适。在我感到小腿肌肉紧绷、肩部酸痛时,我都会找朴院长,因为她拥有其他人无法企及的按摩手法和神奇的技巧。哪怕只用她的一个按摩技巧,坚持锻炼,你都不会后悔。

——黄甫惠贞(歌手)

有“魔法之手”的朴惠贞院长居然出版了这本“魔法书”。书中到底包含了怎样的家庭美容管理秘密,让人无比的好奇。

——孙汝恩(演员)

每次遇见朴惠贞院长，我都能感受到慰藉与幸福。而本书中不仅包含了让人幸福的力量，而且收录了惊人的美容秘诀和按摩方法。希望所有女性都能像我一样从这本书中感受到无比的幸福。和朴惠贞院长一起走过这么多年，我会一直为她加油。

——朴恩智(主持人)

朴惠贞院长把17年的美容秘诀全都写进了这本书中。一天只要10分钟，就能拥有完美的身材。如果你也想打造苗条、完美的身材，就从今天开始阅读这本书吧。

——李慧英(主持人)

朴惠贞院长的手很温暖，内心也是。如今社会上有个性的人很多，内心温暖的人更让人喜欢。希望大家能通过这本书，感受到她的温暖内心和纯熟技巧。

——金锡勋(演员)

朴惠贞院长总是用开朗的笑容迎人，用善良的语气待人，每次见到她，内心都是温暖的。朴惠贞院长身体力行，证明了内心的温暖远比手艺重要的道理。

——金贞兰(演员)

朴惠贞院长挚爱的按摩技巧终于"开花结果"，真心祝贺她的新书出版，真为她感到高兴。她把在大学中学到的知识与实践中积累的经验结合起来，让这本书更值得信赖。这本书中的要领能让你远离整形，拥有自然美，这也是为什么我敢于强烈推荐本书的原因。朴惠贞院长非常能干，一直向我们展示着专业精神。

——朴美静(庆北保健大学美容设计系教授)

朴惠贞院长已经是非常优秀的人了,但她仍然坚持学习、不懈努力,是一位非常有魅力的女士。这本书以实践为基础,包含了朴惠贞院长独有的美容秘诀和脂肪团管理诀窍。阅读这本书会让你每天沉浸于家庭式美容管理中。从现在开始尝试消除脂肪团吧!今年夏天你一定可以穿上比基尼。

——金周贤(模特 & 瑜伽教师)

一贯开朗、可爱的朴惠贞院长!她的双手蕴含着积极的力量。被她的手按摩的脸会在不知不觉中变得自然而美丽。每当我有重要的事情时,都会找朴院长。因为在按摩之后,我的自信感会得到提升,身材也会变得很完美。她的双手就像能施展魔法一样,让人从内而外地散发美丽。希望大家也能通过本书体验一下这种感觉。

——许英兰(演员)

我的双腿属于易水肿的类型,这本书中有很多简单的方法,不论是在家中还是在外面,都可以自己按摩,真的非常实用。朴惠贞院长,真的非常谢谢你,这本书正是我想要的。

——崔有华(演员)

我和朴惠贞院长相识近 10 年,她真的是一位值得信任的美容专家。她从生活中总结的按摩知识和经验总能为我的写作提供帮助。那些难度系数很高的脂肪团消除方法以及面部按摩秘诀居然都在这本书中,看来这本美容必备书登上销售冠军宝座只是时间问题了。

——李华静(*Beauty Talk* 主任)

10 多年以来,朴惠贞院长一直都是美容编辑们强有力的后援军。其实明星们一般不会公开自己的身体管理方法。也许很多韩国的明星都私下找过朴惠贞院长按摩。如果你对明星们的私家管理方法感到好奇,就请打开这本书。

——李宝裴(*SURE* 美容总监)

当我想为读者们介绍简单易学的按摩方法时,就会第一时间想到朴惠贞院长,她可是美容专家。她就像我的亲姐姐一样,总能给我亲切感。我会专注于她详细的讲解。她的美容哲学就是从根本上找原因,排出皮肤中的废弃物和毒素,这就是为什么包括我在内的很多美容杂志编辑向她"取经"的原因。同时,这也是张允珠、李荷妮、郑丽媛等顶级模特及演员们一直都离不开她的理由。

——李允静(*WOMAN SENSE* 记者)

我在做节目的过程中体验过非常多的美容方法,但近 10 年来,我都找朴惠贞院长管理我的皮肤和身材,这也从侧面证明了她的特殊性。她把吸引了我近 10 年的美容秘诀全部写进了这本书中,说实话,有种想把这些秘诀为我独用的念头。

——金娜英(主持人)

以前总是听闻,心里却疑惑"真的会有所改变吗",怀着这种想法找到了朴惠贞院长。没想到还不到 5 分钟,我的想法就被改变了。朴院长会根据当时的状态为我定制皮肤和身材管理方案,我为朴院长的轻柔手法感到惊讶,按摩之后,身体线条和皮肤纹理会发生明显的变化,这也让我感到十分震惊。

——姜汉娜(演员)

明星们基本上都知道拥有"魔法之手"的朴惠贞院长!朴院长的双手简直令人惊叹,能让堵塞的经络瞬间打开,这让明星们怎么能不热衷。如今,在电视购物节目中,朴惠贞院长已经加入了"每日售罄"队伍中,成为销售女王。她真心希望所有女人都能变得漂亮,而她也真是怀着这份心意写下了这本书。如果你把这本书看完,你也会感叹自己怎么会在不知不觉中就变得漂亮了。这本书可以说是女人必备读物,我强烈推荐。

——罗秀珍(主持人)

朴惠贞院长拥有令人惊叹的"魔法之手",我长期坚持找她做美容管理，所以才会在长时间带妆的状态下而又不觉得皮肤负担太重。我真的特别爱朴惠贞院长，因为她能让我拥有白里透红的皮肤状态，能帮助我消除身体的所有脂肪团，打造完美的身形。如果大家都拥有这些秘诀，那一定会变得更加美丽动人。

——曹惠晶（演员）

我在4年前偶然认识了朴惠贞院长，却没想到这个偶然却成了一份弥足珍贵的礼物。如今，朴惠贞院长把所有的按摩秘诀和美容知识都收录到这本书中，从你拿到这本书开始，这份"偶然"也一定会成为你的礼物。

——徐胜缘（小提琴家）

我是属于身体疲劳就会水肿的体质，而朴惠贞院长总会用她那双神奇的手，让我保持"V脸"和"S"形身材。终于，这本让全国女性都能摆脱水肿的图书问世了。朴惠贞院长掌握的那些美容技巧，以前只有少数人知道，但是以后希望大家都能够通过这本书掌握诀窍，变得更加美丽。

——李礼琳（主持人）

我是在20多岁的时候认识朴惠贞院长的，现在我已经30多岁了，已经是孩子的妈妈了。这么多年来，我都让朴院长帮我管理身材和皮肤，她让我非常放心。她作为一位妈妈，总能把美丽和健康联系起来。我在敏感的孕期以及产后，都是让朴院长管理身材的。而她作为已经有孩子的前辈，也非常有责任感，能遇见她，我心存感激。知道这么会照顾别人又有亲切感的院长出版图书了，我真心表示祝贺。

——郑阳（演员）

"没有时间做美容管理"，对于这些总是抱怨忙碌的女性来说，这本书就是美容的福音！只要你读完这本书，掌握了拥有"魔法之手"的朴惠贞院长的美容瘦身诀窍，你将会拥有光滑的皮肤以及让人羡慕的"S"形身材。

——张静允（美容从业者）

如今,优秀的人很多,但是品德也十分出众的却很难得。让我感叹不已的是,朴惠贞院长恰恰就是难得的这类人。她的品德已经超越了她精湛的手艺和美容秘诀。她用坦诚对待每个人,这让今天的她变得如此优秀。所以,每当我见到她的时候,我的皮肤和心灵都会得到治愈。如今,你也可以通过这本书与她真诚相见。

——安炳国(牧师)

她的手不仅能够塑造漂亮的脸庞,而且能够治愈人的心灵。美容工作室就是她的幸福所在,在那里你会发现,你的身体和心灵都沉浸在健康的环境中。而她的这种善良的品质都包含在这本书中。当你翻开书,不仅能收获有用的美容信息,而且能够拥有享受治愈心灵的时间。

——金淑静(ELLYFISH ENTERTAINMENT 理事)

朴惠贞院长经常用积极的心态创造最好的结果,这样的她值得信任。现在,这本书可以让更多人接触到她那珍贵的美容秘诀和积极的心态。她不懈努力、不断挑战,只为给大家送上这本书,让大家拥有"S"形的身材和完美童颜。我也会一直为她加油的。

——金娜英(美容品牌"cledepeau beaute"宣传科科长)

朴惠贞院长出版这本书简直就是广大女性的福音,她们可以通过这本书管理皮肤和身材。如果你也想通过自己按摩而变美,那么,这本书就是必备指南。

——严召妍(美容品牌"SPA GEM"理事)

一般有比赛的时候,我的状态就不是很好,很容易感到疲倦。但经过朴惠贞院长的帮助之后,我总能拥有最好的状态。这本书兼顾美容与健康秘诀,值得收藏。

——金民星(体校教练)

朴惠贞院长拥有"魔法之手"的美誉,大家可以通过这本书来体会一下。只要按摩一次,你就能体会皮肤和身体线条的变化。

——宋华("STEELANDSTONE"美容院院长)

前　言

按摩的幸福时光

曾经我们以瘦为美，但是随着时间推移，这种观念发生了很大的转变。因为我们已经认识到，只有干净、健康的皮肤才能让我们的外表看上去更加美丽。现代女性并不仅仅追求"瘦"，而且渴望由内而外散发光彩，拥有完美的身材。刚好，运动或者按摩可以满足这些要求。

找我做美容管理的人问得最多的问题就是"做完美容管理，身材和面容真的会变好吗？""脂肪团真的会消失吗？""真的能拥有'V 脸'吗？"此外，还有这样的声音："我节食也瘦不下来，健身、瑜伽等等都试了，不管做什么就是瘦不下来""我没有时间做美容管理"。

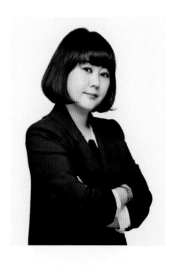

我为很多女性管理皮肤和身材，每次听见她们说这些话都感到非常惋惜。其实只要掌握了正确的方法，无论是谁都可以拥有美妙的身材。我现在为数十位名人管理身材，他们的身材总是让很多人羡慕不已。我从中感悟到的一点就是，只要完全消除了脂肪团，相应的围度就会变小，身体线条就会变美。所以，我以 10 余年的经验为基础，编写了这本书，让大家彻底打败脂肪团。这次，我将燃烧脂肪团的独有技巧，以及从未公开过的按摩秘诀都写进了这本书里。

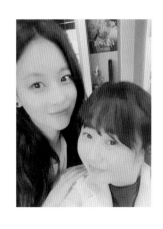

　　一般说到经络，大家普遍认为是通过按摩穴位来刺激皮肤，从而促进血液循环。但是，我却认为这不是最终目的，所以我专门研究了淋巴流向按摩，这种按摩可以让皮肤更加光滑有弹性。你也来试一试我分享的诀窍吧，这些会让你再现完美的身体线条。如果你每天坚持按摩身体和面部，1周之后或者1个月之后，周围朋友的反应一定会有所变化。

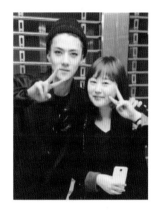

　　开始很重要。每天10分钟，试着将自己的身体部位按摩一遍吧。这样，面部和身体线条会变得清晰，皮肤弹性也会增加。当然，这肯定会让你变得更加健康。不论是热爱户外活动的女性还是"宅女"，只要进行"消除脂肪团按摩"，你就会变得更加美丽。同时，这种变瘦、变美的过程将是非常愉快的。

　　希望你能拥有最完美的身材！

朴惠贞

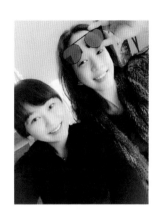

目　录

与不会轻易消失的脂肪团开战
只有懂脂肪团,才能消除它们!

彻底消除脂肪团的基础指南
在开始进行脂肪团按摩之前

PART
03

为 消 除 脂 肪 团 而 打 造 的
拉伸和按摩

臀部和大腿

腹部和背部

PART
04

变美！消除脂肪团的美容习惯
魔法般的家庭美容按摩方法

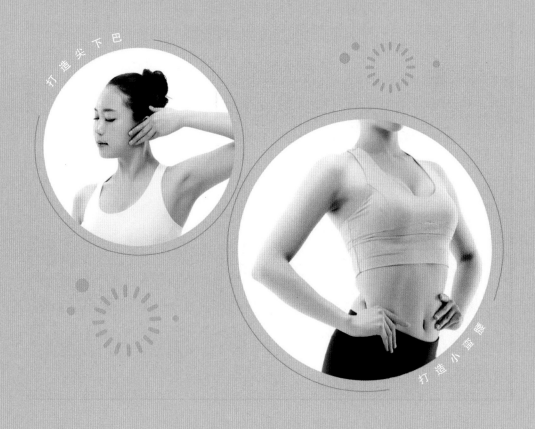

打造尖下巴

打造小蛮腰

与 不 会 轻 易 消 失 的 脂 肪 团 开 战

只有懂脂肪团,才能消除它们!

让小腿肌肉富有弹性

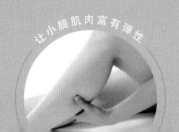

脂肪团，
到底是什么?

　　就算像"少女时代"组合那样使用饮食疗法,制作减肥菜单;像体操选手孙妍在那样一直运动,但还是瘦不下来。很多人都有这样的肥胖问题。那样努力减肥,却无法拥有理想的身材,到底是什么原因呢?

　　其原因就是脂肪团。一般来说,你努力想减但是减不下去的赘肉并不是脂肪,而是脂肪团。如果你观察一个肥胖的人,你会发现他们的大腿以及腹部有很多像橘皮一样的皮肤组织,这会让他们的皮肤严重变形,从而导致肥胖问题难以解决。脂肪团是不会自己消失的。有的人选择大运动量,做全方位的管理,最后却发现,虽然体重下降了,但是脂肪团并没有消失。肥胖的人会出现这种情况,让人诧异的是,连体重不到 50kg 的女性也会出现这种情况。

　　为什么这样呢? 这是因为脂肪团并不是单纯的脂肪聚集物,而是因为炎症才聚集的产物。

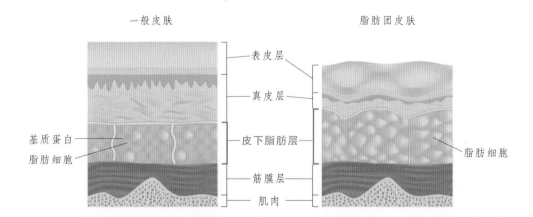

一般皮肤　　　　　　　　　　　　脂肪团皮肤

表皮层
真皮层
基质蛋白
脂肪细胞
皮下脂肪层
脂肪细胞
筋膜层
肌肉

皮下脂肪层的细胞之间填充着柔软的基质蛋白。这些基质蛋白一般被废弃物和毒素等污染后就会变硬。这时，皮下脂肪层就会像蜂窝一样聚集。这些变得紧密的脂肪层会推挤皮肤真皮层，导致皮肤表面看起来像橘皮。这种变化所带来的就是脂肪团。可见，脂肪团并不是单纯的脂肪组织，而是脂肪、细胞、血管、废弃物严重堆积的产物。所以，你想减掉脂肪团是非常困难的。更严重的是，如果不加以管理，便会导致血液和淋巴循环不畅，从而加速肥胖。

　　这些让人困扰的脂肪团偏偏容易出现在醒目的手臂、大腿、臀部、小腿等部位，毁掉了我们的身材。特别是对久坐的人来说，大腿的内外侧、膝盖后侧、骨盆、下腹部等淋巴循环比较缓慢的部位，特别容易出现脂肪团。近来，很多人认为脂肪团可导致慢性疲劳、肌肉痛、血液循环障碍等，由此出现了"脂肪团综合征"的说法。

脂肪团
为什么会出现呢?

　　脂肪团产生的最常见原因就是肥胖。发生肥胖之后,脂肪细胞就会变大,减肥只会改变它的大小,而它的数量却不会减少。急速增大的脂肪细胞会推挤周围的组织,导致淋巴循环缓慢,最终产生脂肪团。

　　其实,血液循环和淋巴循环不畅也是其中一个原因。我们身体内有两种管道:一种是流淌血液的血管;另一种是淋巴流通的淋巴管。血管和淋巴管相伴而生,运输、过滤组织液,完成全身的代谢活动。尤其是淋巴在体内循环的时候,可以运用细胞,将废弃物和毒素排出体外,还能起到抑制有害细菌的作用。这时,如果脂肪细胞中的废弃物和毒素无法通过淋巴管排出,就会产生水肿现象。水肿后便会形成脂肪团。不仅如此,如果你有久站或久坐等不良生活习惯,或者爱穿紧身裤、紧身衣,这些都会抑制淋巴循环,导致脂肪聚集更加严重。

　　同时,过度使用肌肉也会使肌肉部位产生炎症,导致皮下脂肪层的基质蛋白被污染,从而产生脂肪团。当过度使用手腕和骨骼,或者扭伤足踝引发急性炎症后未得到有效的舒缓及修复时,组织就会变厚,从而形成脂肪团。所以,应该避免一些行为,比如突然增加运动量、长时间提重物、长时间洗衣服等。

雌激素也是脂肪团产生的原因。女性雌激素能促进脂肪的合成,但也可能引发水肿。女性进入青春期后,雌激素会增加,脂肪团也会剧增。同时,怀孕或闭经也会导致雌激素剧烈变化。

你知道自己的脂肪团属于哪种类型吗?

我们的身体很诚实,脂肪团会根据我们的饮食和行为呈现不同的模样。所以,明确我们身体中的脂肪团属于什么类型就变得尤其重要。

·摄入过多型脂肪团

如果过多摄入高脂肪、高糖分的食物,便可以推测你的脂肪团是由肥胖引起的。这时,脂肪团主要堆积在上半身。如果下巴、腹部、手臂、两肋等部位的脂肪和脂肪团堆积严重,就会形成苹果型身材。

惠贞老师的管理建议:避免食用炸鸡、汉堡、比萨、油炸圈等高热量食物。

·碳水化合物中毒型脂肪团

以米、小麦等为主食的人身上容易出现碳水化合物中毒型脂肪团。这主要表现为臀部周围和大腿后侧脂肪团堆积。特别爱吃碳水化合物类食物的人,就更容易引起暴饮暴食,严重的还会导致过敏性大肠综合征恶化。

惠贞老师的管理建议:少食用面、面包、饼干等加工食品;少食用果汁、糖果等碳水化合物,以及会加快血糖上升的单纯糖类食物。

·运动过度型脂肪团

如果过度使用足底、足踝、大腿、膝盖、手臂、肩部等部位的肌肉,那么身体的任何地方都可能出现脂肪团。运动后如果不做肌肉拉伸,时间长了就会导致脂肪团严重堆积,甚至还会出现肥胖纹。这类脂肪团同样也可能出现在比较瘦的人身上。

惠贞老师的管理建议:避免剧烈运动,运动后必须放松肌肉。

· 循环障碍型脂肪团

下肢静脉循环受阻可引起小腿和足踝水肿，如果这种水肿不及时消除，就会导致基质蛋白混浊，从而形成脂肪团。此外，穿紧身裤和紧身衣会对身体造成严重的压迫感，也可能导致脂肪团的产生。

过紧的内衣可导致内衣周边脂肪堆积，紧身裤会让骨盆两侧脂肪变形。这种情况不仅会出现在肥胖的人身上，而且可能出现在非典型肥胖的人身上。

惠贞老师的管理建议：尽量避免穿会对身体造成压迫感的外衣和内衣，易水肿的人需要经常按摩，以促进血液和淋巴循环。

· 姿势错误型脂肪团

坐着的时候跷二郎腿、站立的时候单腿用力、习惯性颈部前倾等日常错误的姿势也会导致脂肪团堆积。如果一个人有这些不良的习惯，就算她是较瘦的人，也会在特定部位出现脂肪团。所以我们要经常检查自己的姿势。

惠贞老师的管理建议：一旦出现脊椎变形、骨盆倾斜、足踝发炎等症状，一定要及时治疗，纠正走路的姿势和坐姿。

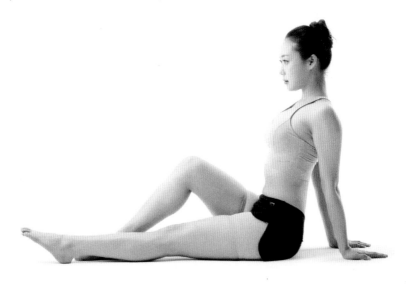

脂肪团
毁掉了你的身材

    脂肪团容易出现在面积大、皮下脂肪堆积的身体部位，比如大腿、臀部、腹部等。有脂肪团的皮肤部位具有明显的橘皮特征。最初，脂肪团在堆积时，会相对硬一些，但如果长期不处理的话，脂肪团就会慢慢变大，导致波浪形皮肤的出现。如果这种状态持续过久，则会表现为肌肉下坠和皮肤弹性下降，甚至出现肥胖纹等现象。

    但是，如果你只从美容层面来看脂肪团堆积现象，那就错了。如果不及时管理脂肪团，不仅会引起肥胖，还会出现健康问题。皮肤状态变化或者色素沉着只是一个层面，同时可能出现面部严重水肿、血液循环不畅、淋巴循环不畅等问题。当血液黏性增大，血液流速就会变得迟缓，这极易引发高血脂或者高血压等疾病。脂肪团过度堆积则会引起高血脂。同时，脂肪团会阻碍皮下脂肪层中的废弃物排出，导致淋巴循环功能低下，进一步加速皮肤和肌肉老化。所以，为了避免变大的脂肪细胞和脂肪团挤压血管、筋膜、皮肤，我们一定要进行彻底的管理。

脂肪团过多堆积的人主要表现为体寒，特别是女性，如果体寒就容易出现体寒症和生理不畅等症状。身体冰冷的主要原因是血液循环不畅，而按摩正好可以使身体发热，提高体温。

注意！脂肪团会引起以下症状

☑ 皮肤色素沉着。

☑ 水肿。

☑ 血液循环不畅。

☑ 淋巴循环不畅。

☑ 高血脂或高血压。

☑ 皮肤和肌肉老化。

消除脂肪团
最有效的方法就是按摩

脂肪团一旦出现了,就很难消除。其实通过我们熟悉的运动或者一般的减肥方法都无法彻底消除脂肪团。但是我们也不能因此而放弃。

如果想消除脂肪团,最好先将僵硬的肌肉运用起来,让不常用的身体部位动起来。比起减重或者运动减脂,最好能够直接刺激脂肪团堆积的身体部位。只有这样才能慢慢地破坏、分解脂肪团,达到最佳效果。

通过拉伸激活不常用的肌肉后,再用按摩来放松肌肉和筋膜,这样可以加速皮下脂肪层的脂肪细胞运动,促进淋巴循环,提高废弃物的排泄能力,加速脂肪团分解。同时,通过分解堆积的脂肪,可以促进代谢,促进血液循环,预防水肿。

其实,高强度的运动虽然可以起到减肥、增肌的作用,但是脂肪团产生的凹凸不平的皮肤却无法被完全消除。这样的皮肤必须通过按摩才会有所改善。如果顺着淋巴流动的方向按摩,就可以促进血液循环,防止过早老化,打造光滑的肌肤,使人看起来神采奕奕。

脂肪团的模样
Good vs Bad

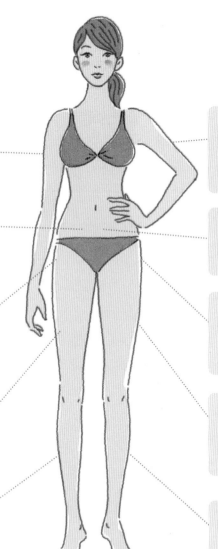

脂肪团严重堆积的身材
BAD

手臂
赘肉多,皮肤无弹性。

腹部
几层赘肉重叠,身体线条模糊。

臀部
赘肉多,导致臀部又大又扁。

大腿
肌肉不再紧致,大腿外侧凸出。

小腿
足踝不明显,小腿曲线不佳,变得粗壮。

没有脂肪团的身材
GOOD

手臂
腋窝和手臂之间的线条明显,手臂没有赘肉。

腹部
拥有"S"形腰线和平坦的小腹。

臀部
后倾的骨盆得到很好的矫正,拥有弹力十足的"蜜桃臀"。

大腿
凹凸不平的部位变得光滑,腿看起来更加细长。

小腿
小腿笔直,拥有细长的腿部线条。

消除脂肪团的生活要点

1.坐或站都要采取正确姿势

坐着的时候跷二郎腿或者弯腰驼背、托下巴、低头看手机等不良姿势都会造成脊椎弯曲,阻碍血液循环,从而出现脂肪团。对于习惯席地而坐的人来说,要特别注意这些错误的姿势。因此,我们要尽量选择有扶手的椅子;确保坐着的时候能够有效地支撑身体;不要坐在椅子边缘或者跷二郎腿。在空闲时间可以站起来活动身体,尤其要养成揉搓或者按摩大腿后侧的习惯。

2.禁用断食、排毒等不恰当的饮食调节减肥法

不规则的饮食习惯或者"一日一餐"减肥法都是脂肪和脂肪团产生的"捷径"。其中,特别要引起注意的是,"一日一餐"减肥法会损耗肌肉,影响皮肤弹性。其次,纤维质不足的减肥方法也要注意。因为,纤维质不足会引起慢性便秘,导致腿部静脉循环不畅,出现水肿现象。所以,减少食量是可以的,但是最好多食用抗氧化成分丰富的蔬菜和水果,以防止脂肪团的产生。

3.减少碳水化合物及钠的摄入

过多摄入碳水化合物会增加胰岛素分泌，促进脂肪合成。所以，平时摄入碳水化合物要减半。其次，过多摄入钠会降低胶原蛋白的含量，加速皮肤老化，诱发血液循环不畅，产生脂肪团。所以，我们最好养成列饮食清单的习惯。尤其要杜绝暴饮暴食。因为暴饮暴食会让脂肪量在短时间内上升，脂肪团也可能在短时间内形成。

4.补充足够的水分

废弃物和水分在与脂肪混合后会形成脂肪团，所以我们平时要补充足够的水分，让废弃物可以充分排出。一天喝8杯(1.5L)以上的水，可以有效预防水肿，促进血液和淋巴循环，从而有效减少脂肪团的产生。不仅如此，多喝水还可以通便，缓解便秘症状，从而使脂肪团消失得更快。

5.避免穿着过紧的衣服

水肿是一种非常可怕的现象，它会让脂肪团在瞬间产生。因此，我们要避免穿着紧身裤、紧身内衣等，也不要穿会对身体造成压迫感的衣服。为了防止下肢水肿，在室内我们最好穿舒适的平底鞋，不要穿高跟鞋。

6.睡前用 10 分钟来做拉伸和按摩

我们不用刻意每天用大量时间做运动，只要坚持每天做10 分钟拉伸和按摩，即可消除脂肪团。半身浴后，血液和淋巴循环会更加顺畅，这时，重点按摩脂肪团堆积的部位可有效地消除脂肪团，甚至可以有效地预防脂肪团的产生。按摩时可以使用芳香精油或者身体乳等产品，顺着淋巴走向涂抹按摩，可以增加皮肤弹性，有助于排出水分。我们还可以像向后方打招呼一样，做颈部和手臂向后方的运动，这样能促进淋巴循环的活动也有助于减少脂肪团。此外，类似于仰卧骑单车的空中腿部运动也是有好处的，它可以有效地消除脂肪团，让腿部皮肤变得光滑，腿部线条更加漂亮。

7.最少保持睡觉前 4 小时内不进食

　　睡觉前吃的食物会马上转化为脂肪和脂肪团。所以晚餐最好少吃，最好保持睡觉前 4 小时内不吃食物，尤其不能吃夜宵，因为夜宵主要以多油、高热量、多碳水化合物的食物为主，可引起水肿，导致脂肪团堆积。由于夜间活动量少，全身循环能力减弱，易引起水肿，所以晚饭后要尽量避免摄入食物，早点儿休息。

8.减轻压力，放松紧张的身体

　　我们在压力大、易紧张时，身体会僵直，肌肉会变得僵硬。肌肉僵硬会阻碍循环，形成脂肪团。此外，消极情绪、生气等会使激素水平发生变化，脂肪团可能会恶化。同时，消极情绪会激起进食的欲望，从而增加进食量，而此时易倾向于吃甜食或者碳水化合物食品。所以，我们要努力保持积极的心态。此外，压力大会产生大量对身体有害的物质，使身体衰老得更快。

自我检测脂肪团

在开始做消除脂肪团的运动之前，要先对自己的状态进行准确的检测。Pinch Test 是运用拇指和食指抓住肌肉较多的部位，检测脂肪和肌肉弹性的一种测试方法。虽然这种方法一般用于检测脂肪团，但最近也用于检测脂肪团状态。现在常用大腿后侧部位进行自我检测。

Pinch Test 检测方法

☐ 拇指和食指呈夹子状，抓紧脂肪集中部位（大腿后侧）的肌肉表面。

☐ 再用另一只手拧转手抓的部位（脂肪团集中的部位），确认是否有疼痛感。

☐ 再确认手抓的肌肉（脂肪团集中的部位）是否比身体其他部位温度低。

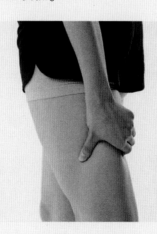

根据疼痛感和皮肤状态,脂肪团可分为 0~7 个阶段。一般分为"正常皮肤–水肿–硬化–纤维化–损伤"几个阶段。

· 正常(0 阶段) 拧住皮下脂肪多的部位时,皮肤组织不会发生变化。

· 水肿(第1~2 阶段) 脂肪团转化的初级阶段。虽然从表面上来看,皮肤状态不会发生变化,但用 Pinch Test 方法测试时,大腿后侧的肌肉会出现细小的颗粒。同时,皮下脂肪层的循环不畅,常会出现水肿现象。腋窝、腹股沟、足踝等部位的脂肪团可以通过按摩和热敷轻松消除。

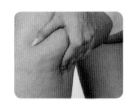

· 硬化(第3 阶段) 用手抓住肌肉,会出现像棉花团一样的水肿颗粒,而硬化则比水肿状态下出现的颗粒大。按压相应的部位会感觉疼痛。如果这种循环不畅的状态持续下去,就会引起皮下脂肪层的废弃物和水分、脂肪细胞堆积,从而导致脂肪团变硬。所以,运动后一定要按摩,放松肌肉。

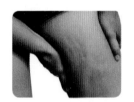

· 纤维化(第4~5 阶段) 脂肪团组织会堆积成一块一块的,并且在它们周围形成各自的膜。这样的话,就算不用手抓,用肉眼也能识别。同时,在用手抓的时候伴随着疼痛感,且偶尔按压到神经时会出现疲劳感。脂肪团变大会造成皮肤表面不平,导致消除脂肪团的时间变得更长。在这个阶段,建议每天坚持做拉伸和按摩。

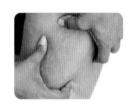

· 损伤(第6~7 阶段) 到了这个阶段,皮肤温度会降至31℃~32℃,皮肤颜色变暗,质地变得粗糙。脂肪团到了这个阶段反而会变软、变松,整个身体会变得凹凸不平,线条模糊。其可能表现为膝盖、小腿、大腿线条难以区分。严重的会出现下肢麻木,这是由皮下脂肪层炎症引起的症状。一旦达到这个阶段,就要通过饮食调节、拉伸、按摩、射频消融术等多种方法进行长时间治疗。

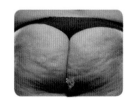

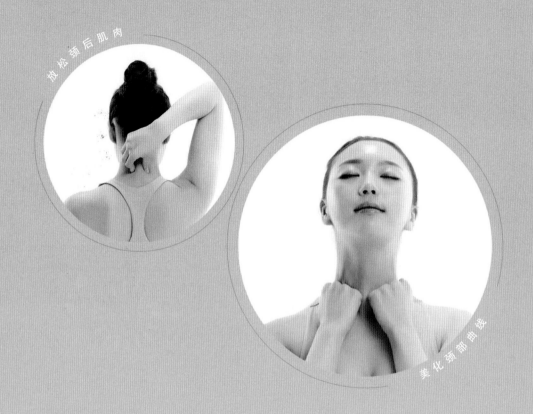

放松颈后肌肉

美化颈部曲线

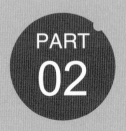

PART
02

彻 底 消 除 脂 肪 团 的 基 础 指 南

在开始进行脂肪团按摩之前

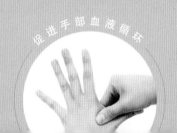

促进手部血液循环

基础的按摩技巧

　　脂肪团分布在身体的各个部位,这是件让人伤脑筋的事情。如果想彻底消除脂肪团就需要强有力的按摩。这时,合理运用手指的力量非常重要。由于按摩主要使用的是双手,所以只有熟悉并掌握正确的按摩手法,才能取得更好的效果。按摩分为两种:一种是放松表层肌肉的轻柔按摩;另一种是刺激深层肌肉的深度按摩。通过运用按、推、扭等多种方法按摩,就能更有效地消除脂肪团。

　　有一点要牢记,那就是按摩的顺序是皮肤、皮下脂肪层、筋膜层;按摩力度的强弱顺序是弱、中强、强、更强、中强、弱,只有遵循这个力度顺序按摩,皮肤才能适应。举个例子,假如按摩处于初级阶段,就可以使用"按6秒",第一秒力度弱,第二秒力度稍微强一点儿,第三秒用力至感觉到按压,第四秒力度再强一点儿;第五秒力度稍微强一点儿,第六秒力度弱一点儿。

　　但若不是专家,调节力度存在困难。这时你只要记住,较弱的力度给人一种舒适感,强力度给人一种愉悦的痛,这样就能适当地调节力度了。

• 表层按摩

在开始进行任何一种按摩之前,必须先进行表层肌肉按摩,就像运动前做拉伸放松肌肉一样。首先做推、揉,然后再做有强度的按摩,这样效果会更好。这种推、揉就是"表层按摩"。这种按摩触及筋膜,是一种可以把结实的肌肉变柔软的过程。简单来说,就是可以隔着衣服触碰可见的脂肪团。如果在按摩时,结实的肌肉会感到疼痛,那么,这类人只接受表层按摩也会有效果。

• 深层按摩

深层按摩就是通过刺激深层肌肉来促进血液循环。这时如果涂上按摩膏或者精油,就可以进行更深层的按摩。如果什么都不涂直接按摩,可能会刺激皮肤或者感到疼痛。肌肉比较松软的人如果在按摩的时候感觉很舒适,则要进行深层的按摩才能有效地消除脂肪团。

按摩脂肪团的有效手法

Technic 1　按压(指压),适用于表层按摩和深层按摩

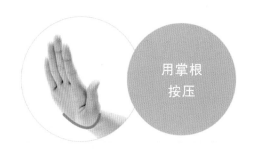

用掌根
按压

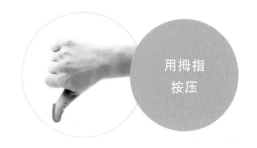

用拇指
按压

使用手腕前端、手掌后端突出的部分按压。多在刺激大块肌肉的时候集中使用。如果需要进行头皮按摩或者敲击按摩时，就可以用这种手法按摩相关部位。

这是在指压时运用最多的方法。注意不是用指尖,而是用拇指腹。这种手法可以在集中按压一个部位的时候使用。

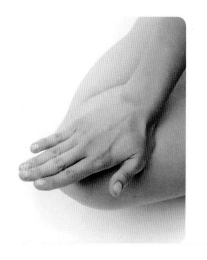

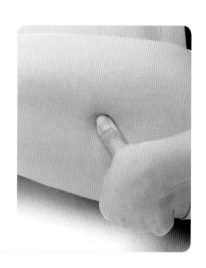

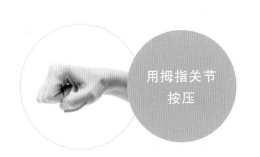

用拇指关节按压

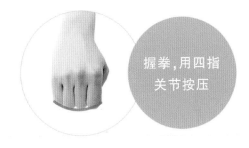

握拳,用四指关节按压

弯曲拇指,用拇指突出的关节揉搓。这种按摩手法可以按压到深层的肌肉。比较适合在需要强力度或者刺激深层肌肉的时候使用,这种手法在手指力度弱的情况下使用,效果更佳。

握拳时,用四指关节施加压力。这种手法适用于刺激腹部、臀部、大腿等部位。

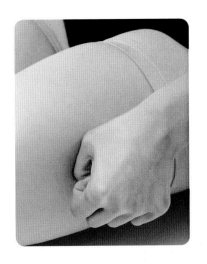

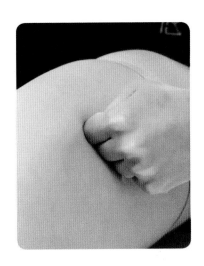

Technic 2　推, 适用于表层按摩

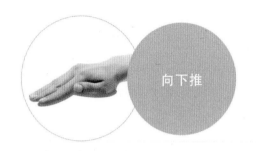
向下推

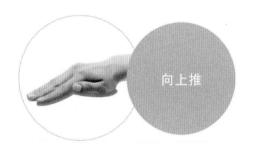
向上推

五根手指自然合拢并轻轻弯曲后, 轻揉皮肤表面。手指和手掌要稍微用力一些, 这样才能促进血液循环, 得到更好的效果。这个动作主要适用于大腿、腹部、臀部、背部等皮肤面积较大的部位。

向上推与向下推的按摩方法相似, 主要是顺着肌肉方向按摩。由于我们的面部和颈部很容易出现皱纹, 所以在按摩时会经常使用向上推手法。

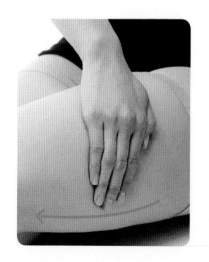

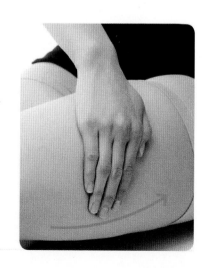

Technic 3 扭,适用于深层按摩

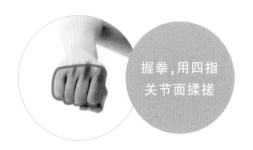

握拳,用四指
关节面揉搓

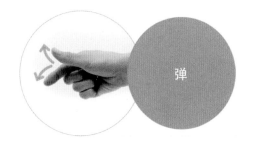

弹

　　这种温和的按摩手法不会刺激皮肤。当我们手握紧拳时,手指的长关节会组成一个较宽的面,按摩时用这个面揉搓即可。如果较宽的面运用起来有难度,可以选择用相对窄一点儿的面(握拳时,四根手指形成的第二个面)按摩。

　　这个动作主要是用拇指和食指轻扭、轻弹揪起的肌肉。用拇指腹和食指腹轻轻地揪住肌肉后,要尽快扭转。这个动作对脂肪团堆积严重的部位非常有用,主要包括腰两侧、手臂内侧、小腿肚等。

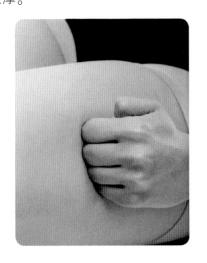

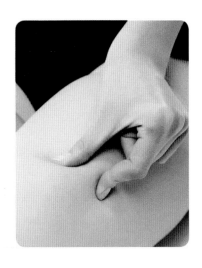

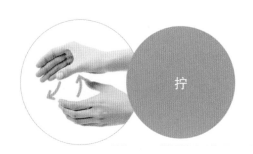

拧

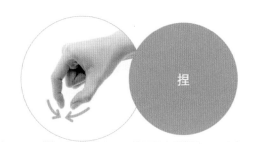

捏

用双手抓住脂肪团堆积的部位，双手像拧衣服一样，分别向不同方向用力。通过拧肌肉使皮下脂肪层松动，从而移动皮下细胞，增加氧气供给，加速血液循环。

用拇指和食指的指尖抓住肌肉之后向上提。这个动作主要适用于皮肤面积小的部位，最大的作用是让脂肪团在短时间内分解。同时可以让冰冷的身体部位迅速温热起来。

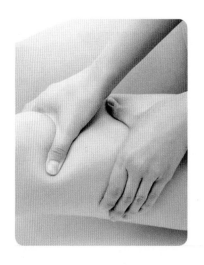

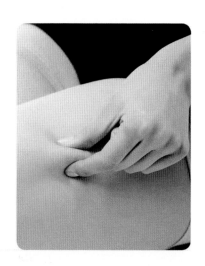

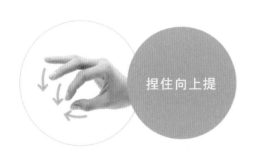

捏住向上提

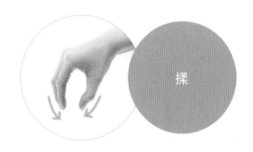

揉

这个动作就像螃蟹走路一样,运用手指快速捏住一点儿肌肉,卷起向上提。首次用拇指、食指和中指捏住一点儿肌肉,然后食指和中指就像螃蟹走路一样,向同一个方向移动。这个动作可以用较小的力度按压到深层的肌肉。

拇指和其他手指像抓东西一样,用手腕用力,向上提。这个动作可以快速放松肌肉,促进血液循环。这是一种最基本的按摩方法,适用于全身。

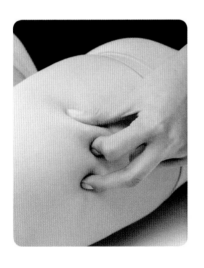

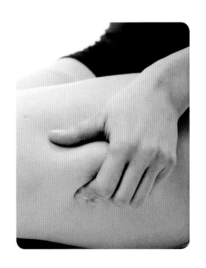

加强按摩效果的
家庭用道具

　　虽然用手按摩是最基本的方法,但若借助空瓶或者网球等道具,可以达到事半功倍的效果,因为使用道具可以用较小的力度刺激深层的肌肉。尤其是配合运用精油或者按摩膏等产品时,更能达到温和按摩的效果,从而更容易获得光滑有弹性的皮肤。

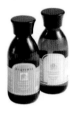

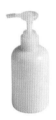

芳香精油

　　芳香精油是从植物中萃取的,用它按摩不仅可以解决皮肤光泽、弹性等问题,而且可以促进按摩精油成分的快速吸收。

身体乳和按摩膏

　　芳香精油价格比较昂贵,日常使用可能存在一定负担。这时我们可以选择价格较为实惠的身体乳或者按摩膏。其也可以放松肌肉,打造健康、有弹性的皮肤。

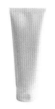

脂肪团按摩膏

脂肪团按摩膏的主要成分是草本，其对脂肪团的分解有一定效果。同时，因为其含有咖啡因成分，可以促进皮下脂肪中的废弃物排出。

网球

如果我们遇到手无法用力按摩的情况，网球就是一种非常合适的工具。在需要用拇指或者拇指关节按压的时候，用网球按摩可以达到深层按压的效果。此外，也可以用体积较小的台球、高尔夫球等来代替网球。

绷带

在按摩小腿或者手臂时，如果出现水肿，则可以用绷带来紧致皮下脂肪层。如果在涂上身体乳或者精油进行充分按摩之后，再使用绷带缠绕15分钟，消肿的效果会更加明显。

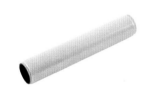

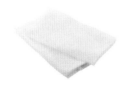

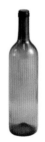

保鲜膜

用保鲜膜主要是为了防止按摩部位的热量和水分蒸发。在进行面部按摩后，可以用保鲜膜使皮肤更充分地吸收按摩膏的营养成分。如果将保鲜膜用在腹部或者臀部，可以防止按摩后的热量散发，从而使脂肪团进一步变软，更容易分解。

纱布

纱布主要用于面部按摩。尤其是在双下巴和眼部按摩中效果明显。纱布有助于按摩膏成分有效渗透到皮肤深处，同时可以起到提高皮肤弹性、增强保湿效果、提拉皮肤等作用。如果没有纱布，也可以用棉布来代替。

空瓶

准备一个大小、重量合适的空瓶，用热水稍微烫热空瓶后按摩。按摩时，可以将空瓶放在肌肉非常紧张的部位或者脂肪团严重堆积的部位上滚动，也可以用瓶底刺激相应部位。此外，还可以用毛巾把空瓶包裹起来，按摩背部。

关于芳香精油，你了解多少？

　　由于精油的香味可以让人放松，所以在很早以前西方国家就开始用精油治疗抑郁症、情绪不稳、失眠等问题。在按摩时使用芳香精油可以有效地减少脂肪团。精油营养丰富、功效显著，比化妆品更柔和且易吸收。此外，精油还可以更快地渗透皮肤，有助于排出体内的毒素和废弃物，促进体内血液循环，加快治愈炎症。不仅如此，精油还可以随着淋巴管迅速到达身体各处，有助于消除面部和身体水肿，改善气色。现在，我为大家介绍一下各具魅力的芳香精油。你可以找到适合自己的那一款精油，然后尽情使用。

各类芳香精油的功效

薰衣草精油

　　这是一种能安定身心的香草，有助于睡眠。但是血压低的人不宜使用。

柠檬草精油

　　其属于橘味系列，带有淡淡的清香。压力大的时候使用可以放松心情。

迷迭香精油

　　虽然其比较适合男性，但也推荐体质较寒的女性使用。要注意的是，最好不要与薰衣草精油一起使用。

马郁兰精油

　　其香味持久，利于排毒，适合制作天然的清洗用品。

杏仁精油

　　其富含维生素，适合为皮肤补充营养。因为其刺激性低且清洁度好，比较适合用来制作清洁产品。

芝麻精油

　　这是制作天然面膜或者清洁产品最常用的一种精油。它具有防止皮肤水分流失、促进皮肤代谢、改善皱纹的作用。

檀香精油

其适用于干性和油性皮肤的人，同时具有安定身心的功效，可以与薰衣草精油一起使用。

尤加利精油

尤加利精油适用于解决水肿和肌肉疼痛问题。其可通过为皮肤降温来缓解各种疼痛症状。

天竺葵精油

这种精油因其特有的香味受到广大女性喜爱。在进行脂肪团按摩时使用这种精油的效果更佳。

洋甘菊精油

身体僵硬、神经紧张、需要通过按摩放松时，可以选用这种精油。通常在半身浴、足浴等情况下使用这种精油，可以滴入数滴。

椰子精油

这种精油可以迅速在体内分解，而且可以防止脂肪堆积，适用于皮肤、头皮、全身保湿等情况。

茶树精油

因其具有杀菌消炎功效，所以比较适合长痘的敏感肌肤使用。它可以有效消除面部痘痘和背部痘痘的红肿现象。

薄荷精油

清爽的香气和身体接触时的清凉有利于转换心情。将这种精油用于小腿、手臂按摩，可以有效促进淋巴循环。

榛果精油

其能有效去除身体废弃物，主要用于全身按摩。推荐想做全身保湿的人使用这种精油。

荷荷巴精油

其具有增加皮肤弹性、改善皱纹等多种功效。因其具有显著的皮肤镇定效果，常用来制作天然面膜。

向零脂肪团发起挑战！
提高按摩效果的 5 个要点

1.洗澡后按摩

应该在身体温暖的情况下按摩,这样才能更好地软化脂肪团、消除水肿、促进血液循环。

2.按摩前一定要涂按摩膏或者精油

我们应该在按摩前涂按摩膏或者精油。如果直接按摩可能会因为摩擦导致皮肤变红或者擦伤,更严重的话,可能会引起疼痛。按摩没有固定的姿势,只要舒适即可。

3.按摩至感受到舒适的疼痛

按摩时,用手指按压 5 秒左右,不要按得太痛。在用推、提、拉等动作的时候,要运用身体的重量慢慢按,然后慢慢松手。在有脂肪团的部位稍微用力,感受到令人舒适的疼痛后即可停下。在使用道具接触皮肤按摩后,只要感受到舒爽即可。

4.慢慢地按摩

要放松心态进行按摩。如果按摩频率太快,可能导致水肿或者引起疼痛。

5.顺着淋巴流动的方向按摩

我们要顺着淋巴流动的方向和肌肉的方向,从距离心脏最远的末端神经向心脏方向按摩。在肌肉僵硬的地方,一定要顺着淋巴方向按摩,否则可能导致肌肉更僵硬,从而出现水肿,还可能使脂肪团堆积得更严重。

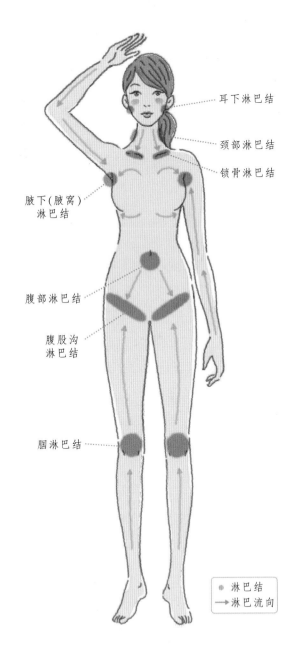

耳下淋巴结

颈部淋巴结

锁骨淋巴结

腋下(腋窝)淋巴结

腹部淋巴结

腹股沟淋巴结

腘淋巴结

● 淋巴结
→ 淋巴流向

在清除脂肪团之前，
先做可以促进循环的手、足、颈、肩按摩

　　正如前文所述，只有身体循环通畅了，才不会产生脂肪团。那么在正式开始脂肪团按摩之前，必须确保皮下脂肪层循环通畅。这也是我们要先从手、足、颈、肩等部位开始做强度较大的按摩的原因。

　　在身体末端分布着毛细血管。由于血液在流到末端后会减速，所以很容易引起循环不畅。如果我们通过对手、足、颈、肩等身体部位进行指压或者揉搓等按摩的话，血液循环就会更加通畅。同时，皮肤和皮下脂肪松动后，有助于排出筋膜和脂肪团周围的废弃物。

　　手被称为"人体的缩小版"，足被称为"第二心脏"，它们与身体的所有部位相连，与全身的血液循环息息相关。其中，手上的合谷穴是个很重要的穴位，它与手、手臂、面部的气血以及全身循环关系紧密。按这个穴位可以促进全身循环，为各个器官提供充足的血液，有助于器官功能的恢复。

　　肩颈和面部、身体的循环息息相关。如果我们可以放松从颈部到肩部的僵硬肌肉，则有助于血液循环，预防衰老，同时也可以打造肩部和颈部的优美曲线。

手部按摩

① 促进手部血液循环

　　手用力张开,放在膝盖上,用另一只手的食指放在需要按摩的手背上,再向手指间凹陷处轻轻地按压和推揉。双手都用同样的方法按摩 4 次。
CHECK:这样按摩手背可以促进手部的血液循环。注意,在按摩手指凹陷处时,手指要从手背开始揉。

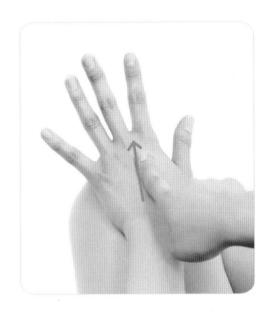

② 弹手指,刺激末端神经

　　一只手的食指和中指抓住另一只手的指尖,轻轻弹动。双手的十根手指都用同样的方法按摩,每根手指重复 3 次。

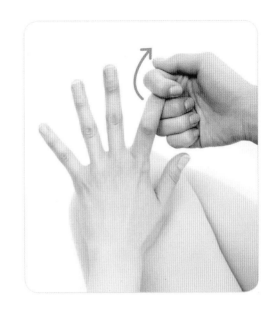

③ 排出手掌的废弃物

　　在手背，拇指和食指中间的凹陷位置叫合谷穴，位于手掌(见右侧图位置)的穴位叫重仙穴。用另一只手的拇指按压重仙穴，再向食指和中指之间用力推揉。五根手指中间位置都用同样的方法推揉。另一只手也用同样的方法按摩。

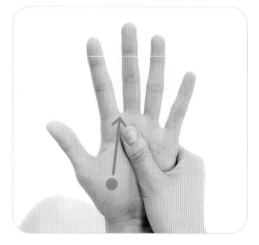

④ 促进手指间血液循环

　　一只手的拇指和食指用力掐住另一只手拇指和食指之间的肌肉，用最大的力量向上提拉。五根手指之间的肌肉都用同样的方法向上提拉。另一只手也用同样的方法按摩。

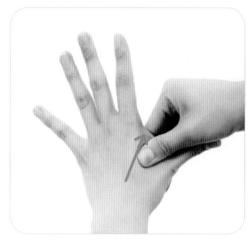

⑤ 刺激手掌

　　弯曲拇指，用突出的拇指关节用力横向按压。另一只手也用同样的方法按摩。

⑥ 按压劳宫穴，去火气

握拳时，中指和无名指指尖碰触
的手掌中央位置便是劳宫穴。用拇指
用力按压劳宫穴 5 秒左右，重复 5 次。
另一只手也用同样的方法按摩。

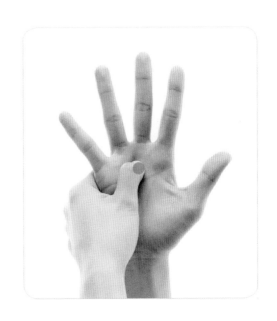

⑦ 按压神门穴，消除水肿

从无名指和小指间向下移，手腕
位置有一个凹陷处，这就是神门穴。用
拇指用力按压神门穴 5 秒左右，重复 5
次。另一只手也用同样的方法按摩。

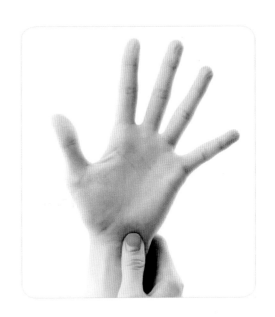

足部按摩

① 刺激足底

　　一只手抓住脚面，另一只手握拳，用力敲打整个足底，敲打 10 次后换另一只脚，用同样的方法按摩。

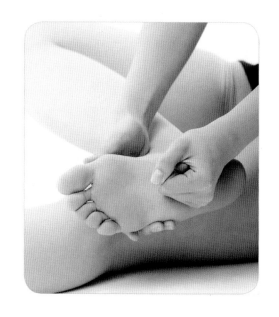

② 排出足底的废弃物

　　用一只手的食指和中指抓住一只脚的姆趾，轻轻地弹拉。每根脚趾弹拉 1 次。两只脚用同样的方法按摩。

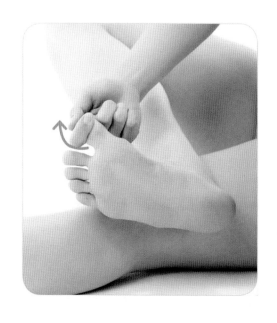

③ 按压涌泉穴,刺激排毒线

　　屈脚掌会出现"人"形掌纹,中间凹陷的部位就是涌泉穴。用两只手的拇指用力按压 5 秒,重复 5 次。然后另一只脚也用同样的方法按摩。

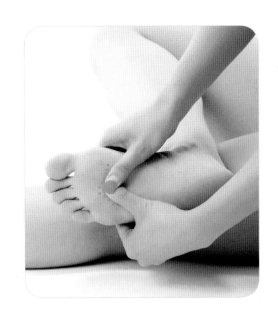

④ 促进脚掌血液循环

　　一只手握住足踝,另一只手握拳,用较窄的手指关节面揉搓脚掌和脚掌两侧,从脚后跟往脚趾方向,各推揉 10 次。另一只脚也用同样的方法按摩。

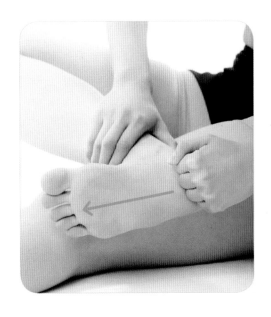

⑤ 促进脚趾血液循环

　　用一只手的拇指轻轻地揉搓一只脚蹈趾的上方、侧方、下方，持续10秒。两只脚的脚趾都用同样的方法按摩。

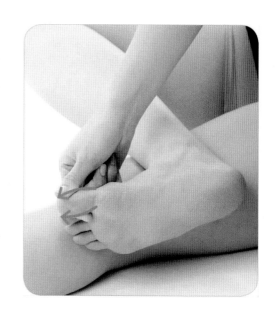

⑥ 消除足踝水肿

　　用一只手的拇指和食指抓住跟腱，向小腿方向提拉3次。另一只脚也用同样的方法按摩。

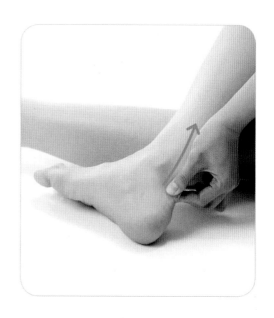

颈部按摩

❶ 促进颈部血液循环

　　用双手手掌从上而下、交替轻揉颈部前侧及左右两侧。重复 10 次。

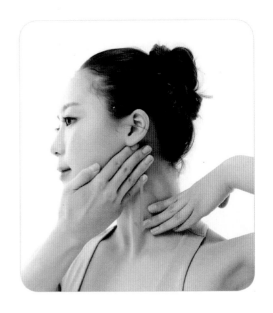

❷ 刺激颈部淋巴线

　　用双手的拇指和食指捏住颈部皮肤，从颈部中间往两侧轻轻地弹动,持续 10 秒。

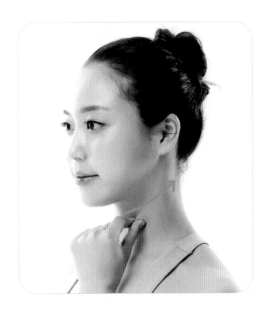

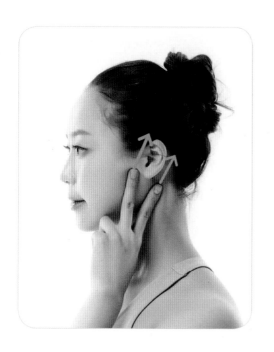

③ 提高颈部皮肤弹性

双手食指和中指呈"V"字形，放在耳根位置，随后，两根手指跨过耳朵，用力向上推揉 15 次。

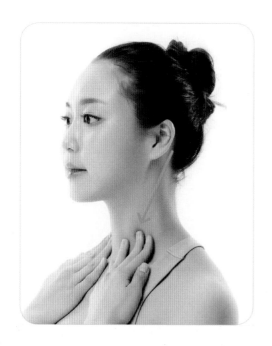

④ 排出颈部废弃物

从耳朵至颈部前侧存在一条倾斜的肌肉，这就是胸锁乳突肌。用双手的手掌轻轻地揉 15 次。

CHECK：从耳后往锁骨方向按摩时，感觉颈部推挤的废弃物通过锁骨淋巴排出。

⑤ 颈部提拉

用拇指、食指、中指捏住颈部中间的肌肉，手指交替，就像螃蟹走路一样，向颈部后侧移动并提拉。按摩分为 3 个部分，分别为颈部和锁骨相连之处；颈部中间；下巴正下方。这些部位各重复按摩 3 次后，换另一侧，也用同样的方法按摩。

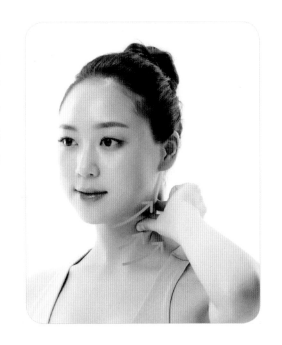

⑥ 促进颈部血液循环

双手握拳，用指关节按住下巴下方凹陷处，轻轻按压 3 秒。然后向颈部下方呈射线轻轻地推揉 5 次。

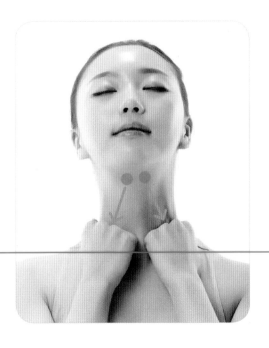

⑦ 放松僵硬的颈后侧肌肉

　　低头时，颈后有一块凸出来的骨骼，这个部位的正下方就是大椎穴。用拇指和其余四根手指抓住大椎穴位置，用力捏 5 次，每次 5 秒。

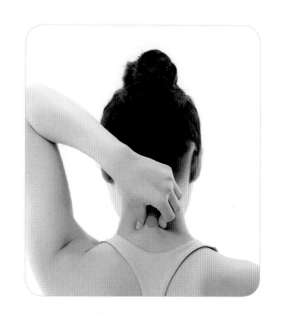

⑧ 按压颈后侧肌肉

　　颈后中央两侧约 1.5cm 的位置有两处轻微凹陷，这就是风池穴。用双手的食指和中指用力按压风池穴 5 次，每次 5 秒。

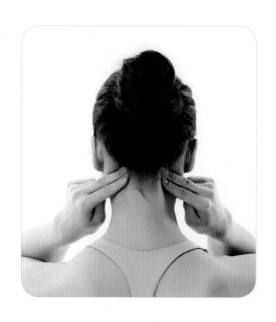

肩部按摩

1 放松肩部三角肌

握拳,用力敲打肩部 10 次。在感觉僵硬的肌肉得到放松后,换另一侧肩部,用同样的方法敲打按摩。

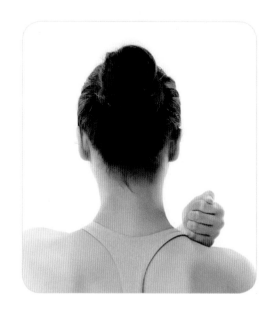

2 刺激僵硬的梯形肌

握拳,用指关节轻轻地按压颈后下方 3 秒,然后用力推向肩部。重复 5 次后,换另一侧用同样的方法按摩。

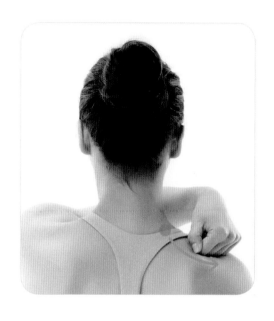

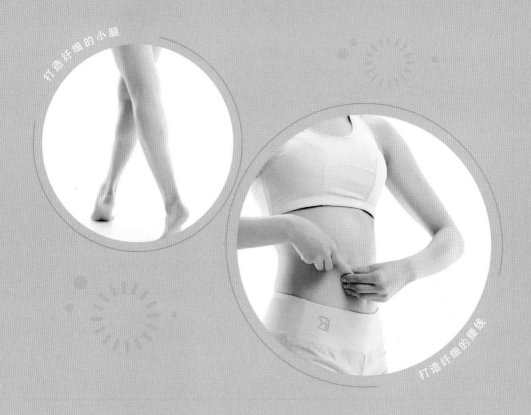

打造纤细的小腿

打造纤细的腰线

为 消 除 脂 肪 团 而 打 造 的

拉伸和按摩

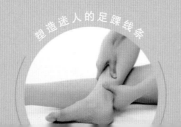

塑造迷人的足踝线条

身体线条完美再现！
每天10分钟脂肪团按摩指南

节食和剧烈的肌肉运动是不可能减掉脂肪团的。只有通过身体柔韧性、深层肌肉锻炼以及集中的脂肪团按摩，才能彻底解决脂肪团。所以，本书收录了身体不同部位拉伸和按摩的方法，只要每天练习10分钟，坚持4周，就能彻底消除脂肪团。

本书针对脂肪团容易堆积的身体部位，分为手臂、小腿、臀部和大腿、腹部和背部4大部位，每个部位再按拉伸、按摩、特殊按摩的顺序来操作。拉伸可以放松不常用的肌肉，促进血液循环；按摩可以刺激脂肪团；最后再做特殊按摩。之所以分为3个步骤，是因为这样可以使脂肪团消除的效果最大化。

操作方法其实很简单。只要选定想瘦的部位，每天坚持按摩脂肪团堆积部位10分钟，坚持4周即可。由于脂肪团不会轻易、快速地消失，所以一定要坚持4周内每天都按摩。如果实在没有时间，至少也要坚持一周之内按摩4次。如果目标部位之外的部位也有脂肪团堆积，那么完全可以增加按摩时间。

时间过得很快，4周后，你会发现脂肪团堆积部位的皮肤变得更加光滑。同时你会发现，身体线条变得更美了。

4 周

脂肪团堆积,选择一个最让你头痛的一个部位,坚持按摩4周吧!

手臂
线条不流畅的手臂会让人觉得不好看,这里有打造完美线条的拉伸+按摩

小腿
粗壮、无弹性的小腿让人觉得不美观,这里有可以打造纤细小腿的拉伸+按摩

臀部和大腿
线条不流畅的大腿和下垂的臀部,这里有让它们重现活力的拉伸+按摩

腹部和背部
松弛、赘肉多的腹部和变厚的背部,这里有让它们完美起来的拉伸+按摩

49

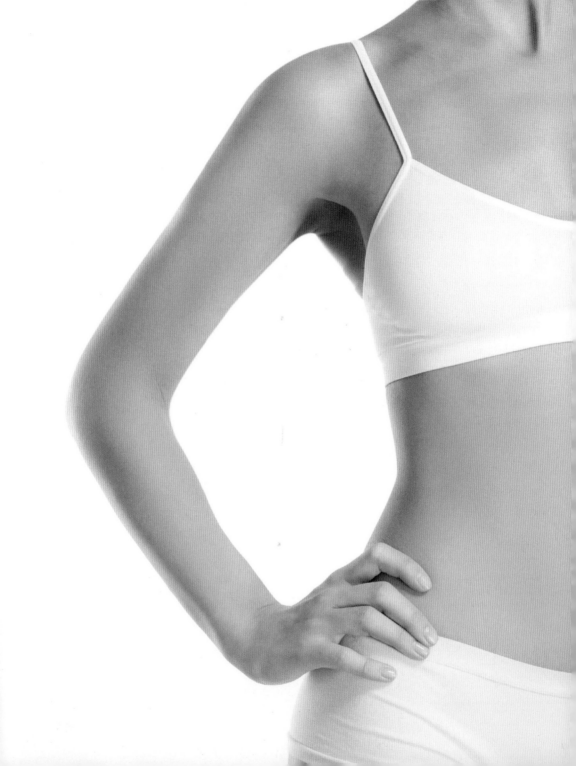

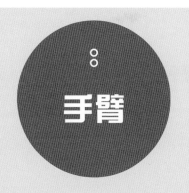

手臂

　　手臂不会一次性堆积过多的脂肪。但是，一旦疏于管理，手臂就容易变得松弛而柔软，这更让人头痛。与其他身体部位相比，手臂代谢较慢，所以更加容易堆积脂肪团。特别是女性的情况比较特殊，可因为胸部激素使上半身更容易堆积脂肪团。同时，若日常姿势不正确，则会导致驼背，这样会阻碍血液循环，使脂肪团堆积更加严重。特别是腋下部位有很多淋巴结，如果淋巴循环不畅，则会导致废弃物无法排出，肩部、手臂、颈部线条会变得不好看。所以，要通过按摩刺激，促进淋巴循环，帮助手臂代谢，避免水肿。只要去除手臂和腋下的脂肪团，手臂的线条就会变美，自然就可以重现纤细有弹性的手臂了。

> **脂肪团严重堆积的手臂特征**
>
> ☑ 手臂皮肤失去弹性，肌肉变得松弛。
> ☑ 肌肉像橘皮一样凹凸不平。
> ☑ 肩部和手臂线条不清晰，上半身显胖。

惠贞老师的指导建议————————————————————
要关注的部位是厚厚的赘肉和腋下部位。可采用向下推、拧等动作进行按摩。

提高手臂肌肉弹性

这个动作可以通过放松紧张的肩部,塑造手臂线条,从而提高手臂肌肉弹性。

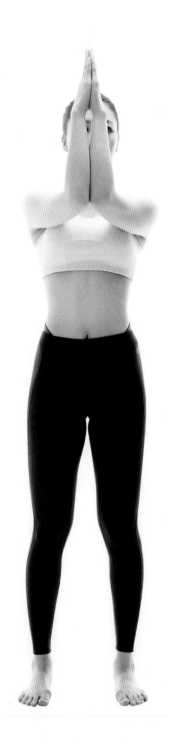

1 站立,腰挺直,双脚打开与肩同宽。双手手心相对,手臂举至胸前,随后弯曲手肘。手臂发力,保持手与手臂位置不下落。

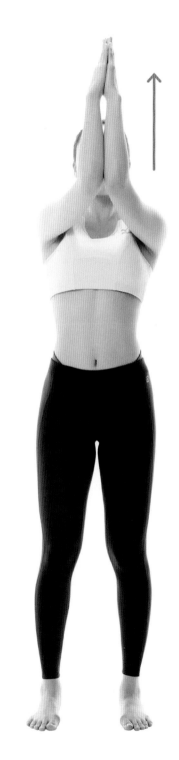

2 手臂向上抬高,然后放下,重复 15
次。注意贴紧的手臂不要分开。

消除手臂赘肉

这个动作可以重塑手臂线条，尤其可以让腋窝和手臂之间的肌肉线条变得流畅起来。

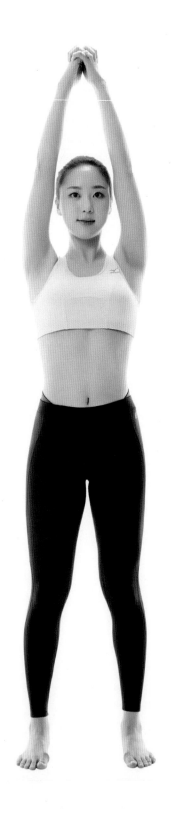

1 站立，腰挺直，双脚打开与肩同宽。双臂向上举起，伸直，双手十指相扣。

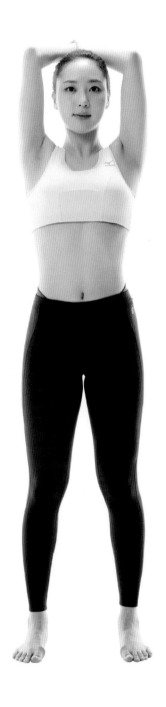

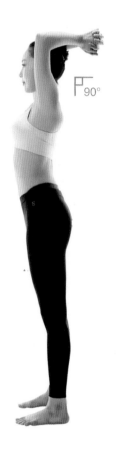

90°

2 在十指相扣的状态下，手肘向后弯曲 90°后还原，重复 15 次。这里要注意，手臂不要贴到耳朵。

手臂后侧管理

这个动作可以放松肩部僵硬的肌肉,紧致背部肌肉,让手臂后侧线条更美。

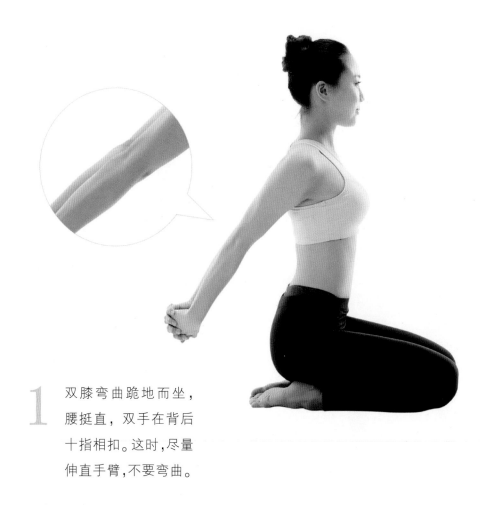

1 双膝弯曲跪地而坐,
腰挺直,双手在背后
十指相扣。这时,尽量
伸直手臂,不要弯曲。

2 十指相扣的双手向上举，同时，
屈曲上半身，直到额头触碰地
面,保持姿势 3 秒。

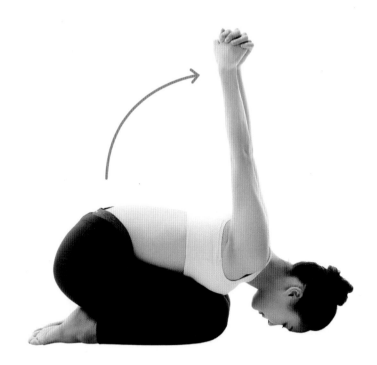

促进腋下血液循环

这个动作可以排出腋下堆积的废弃物，促进血液循环，并且可以有效地缓解上肢肥胖。

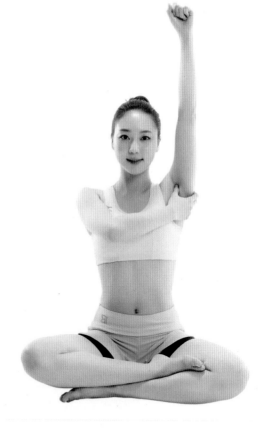

Push Point

举起手臂，找到腋下凹陷的部位(腋窝)，用手轻揉 15 秒。另一侧也用同样的方法按摩。

58

放松腋下僵硬的肌肉

这个动作主要使用敲击按摩方法来放松腋下僵硬的肌肉，可有效促进淋巴循环，消除脂肪团。

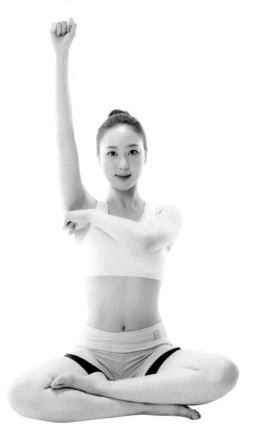

Push Point

举起手臂，另一只手轻轻握拳，找到腋下凹陷的部位（腋窝），轻轻地敲击 15 次。另一侧也用同样的方法按摩。

排出手臂堆积的废弃物

这个动作是向腋窝处推动按摩，可有助于快速排出皮下脂肪层中的废弃物。

1 举起手臂，另一只手拇指和其他四指抓住手肘靠下的位置。

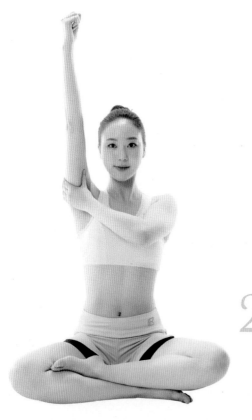

2 手指发力，向腋窝方向按压，重复10次后，换另一只手，用同样的方法按摩。

Push Point

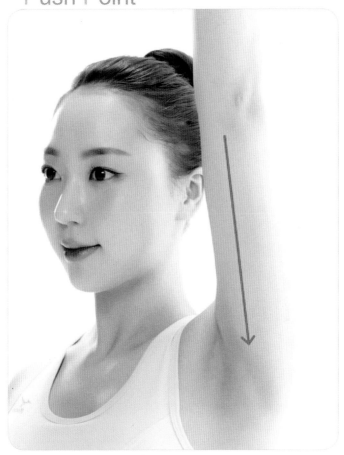

　　腋下有很多淋巴结,在按摩的时候,要能感受到手臂堆积的废弃物在腋下(腋窝)聚集,排出。

打造手臂线条

这个动作通过放松手臂僵硬的肌肉,促进脂肪团分解,从而打造优美的手臂线条。

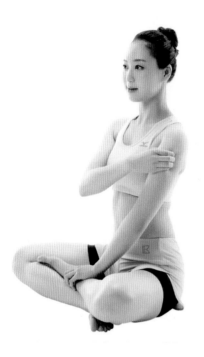

1 从肩部到手肘，可以将手臂分为 3 条线。我们用拇指和其余四指沿着这 3 条线分别用力按摩 3 次即可。

Push Point

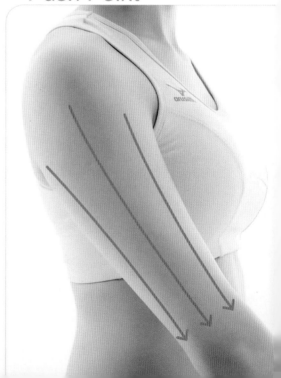

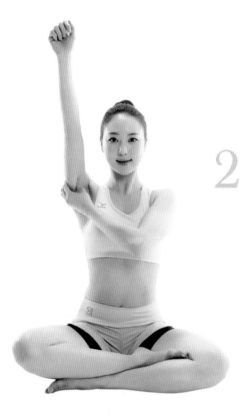

2 举起一侧手臂，另一只手用力捏住手臂内侧的肌肉，从手肘到腋下，用力按摩，重复 3 次。然后换另一侧手臂，用同样的方法重复步骤 1 和步骤 2。

Push Point

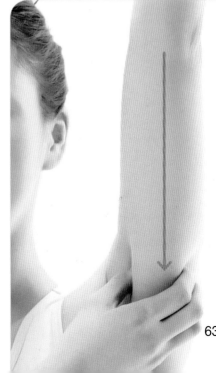

63

去掉"蝴蝶袖"

这个动作可以促进淋巴循环,消除脂肪团,从而打造光滑的手臂线条。

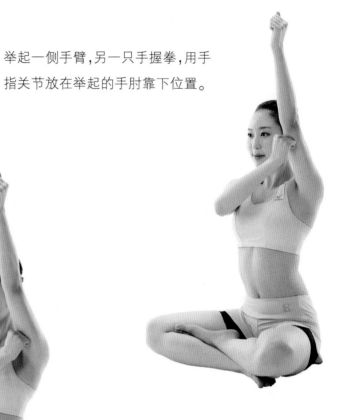

1 举起一侧手臂,另一只手握拳,用手指关节放在举起的手肘靠下位置。

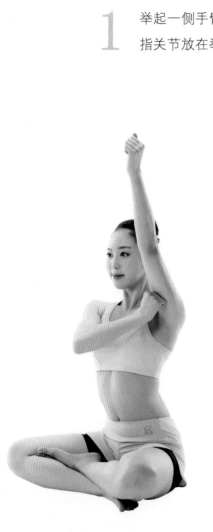

2 手发力,用力推向腋下,重复 10 次。然后换另一侧手臂,用同样的方法按摩。

Push Point

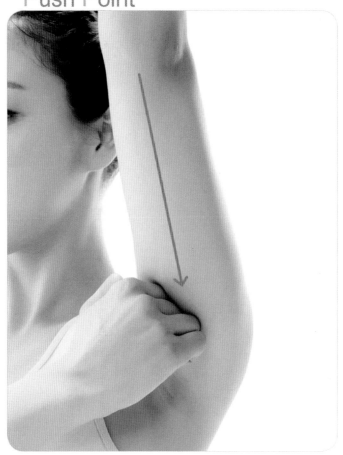

　　由于手臂内侧肌肉很少被使用，所以更加容易导致脂肪团堆积。做这个动作时，我们要像压碎脂肪团一样，手指关节要用力、深深地按压。

刺激手肘处淋巴

这个动作按压手肘内侧和外侧，可以促进淋巴循环，有效消除手臂内侧的脂肪团。

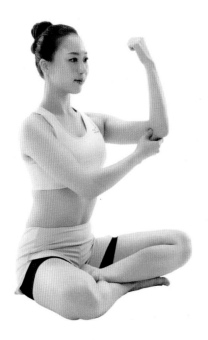

1 屈曲手肘呈"L"形，弯曲的手肘外侧纹路末端便是曲池穴。将拇指和食指放在曲池穴和手臂内侧，用力按压5秒。

Push Point

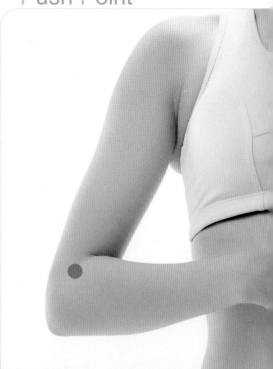

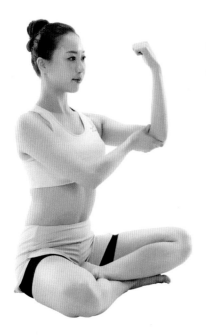

2 屈曲手肘呈"L"形,拇指找到手臂弯曲处正中间的位置,用力按压5秒。另一条手臂也用同样的方法重复步骤1和步骤2。

Push Point

67

利用绷带按摩手臂

用这个方法按摩能有效提高手臂皮肤的弹性、光滑度和保湿度。
用绷带挤压手臂可以加速脂肪团分解,让手臂有看得见的明显变化。

准备:燃脂膏,镇静啫喱,绷带

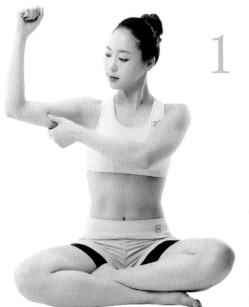

1 将燃脂膏均匀涂抹在手臂内侧、外侧和下方。屈曲手肘呈"L"形,用拇指和食指按住手肘下方,拇指用力按压,像拧衣服一样用力拧,由手肘向腋下,按摩 10 秒。

Push Point

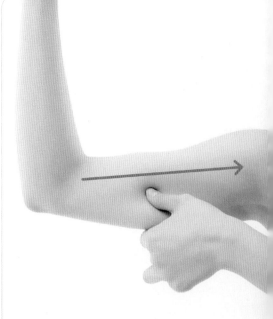

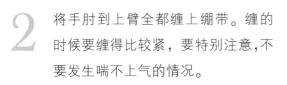

2　将手肘到上臂全都缠上绷带。缠的时候要缠得比较紧，要特别注意，不要发生喘不上气的情况。

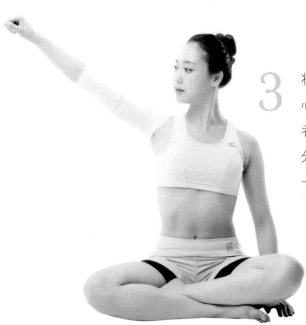

3　将缠满绷带的手臂举起，高过心脏。如果将手臂放在床沿或者椅子扶手上会比较轻松。15分钟后解开绷带，用水清洗。另一只手也用同样的方法按摩。

去除手臂角质

这个动作可以紧致凹凸不平的脂肪团,使皮肤更加光滑。这对缓解"鸡皮"症状特别有效。

准备:身体按摩油,天然海盐

1 将身体按摩油和天然海盐按照 1:1 的比例混合,然后均匀地涂抹在手臂脂肪团堆积的部位。

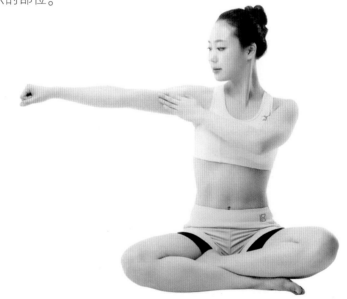

2 拇指、食指、中指像螃蟹走路一样,快速地捏起肌肉,从肩部与腋下连接处开始向手肘方向按摩。为了能有效去除角质,要用力按摩 10 秒。

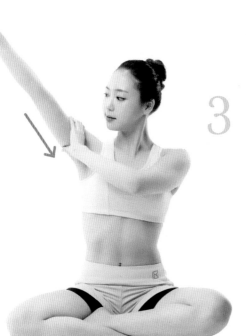

3 举起手臂,拇指和其他手指捏住手肘,手指发力,向腋下方向推按。手臂内侧和外侧各按 10 次。另一侧手臂也用同样的方法按摩。最后用清水洗净。

Push Point

71

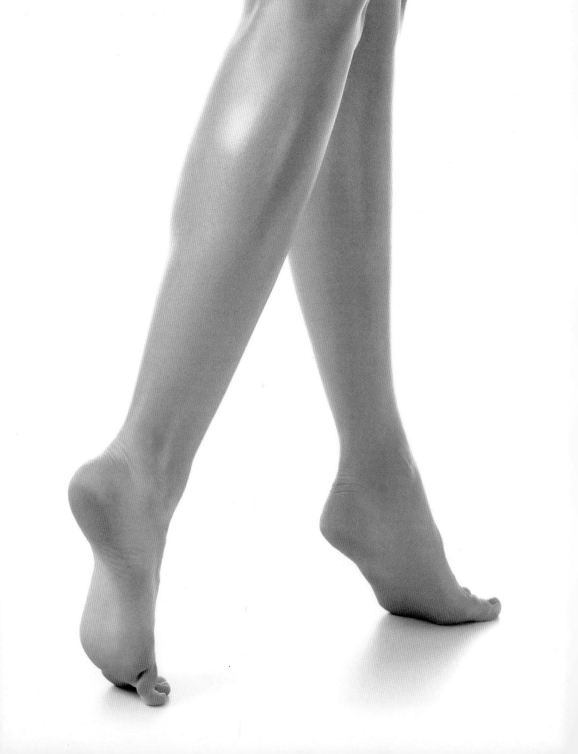

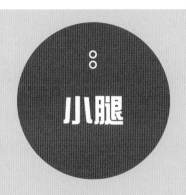

小腿

　　肌肉型小腿和脂肪团满布的小腿是身体线条优美的最大敌人。由于淋巴循环很容易受到影响，所以小腿的前侧和后侧特别容易发生水肿。此时，可以通过拉伸和按摩帮助淋巴循环，放松僵硬的脂肪团。这样就可以缓解腿部的水肿，同时可以拉伸小腿到膝盖的后侧，再到整个大腿的肌肉，达到瘦小腿的目的。如果利用空瓶、网球、绷带等多种工具，效果会更加明显，"铅笔腿"和纤细的足踝可以让你自信地穿裙子。

脂肪团严重堆积的小腿症状

- ☑ 小腿肌肉明显凸出。
- ☑ 足踝粗大。
- ☑ 膝盖处赘肉很多。
- ☑ 小腿经常发生水肿。

惠贞老师的指导建议————————————

要关注的部位是小腿肌肉和小腿至大腿处的线条，可采用向下推、用力按压等动作进行按摩。

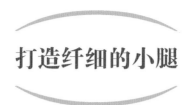

打造纤细的小腿

这个动作通过对小腿和跟腱的拉伸来促进腿部的循环。同时，可以通过缓解小腿疲劳、消除水肿等方法来打造纤细的小腿。

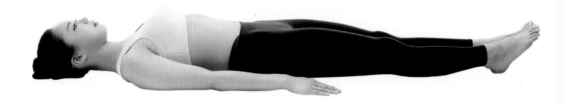

1 平躺,背部贴地,双手手心贴紧地面。膝盖伸直,双脚稍微并拢。

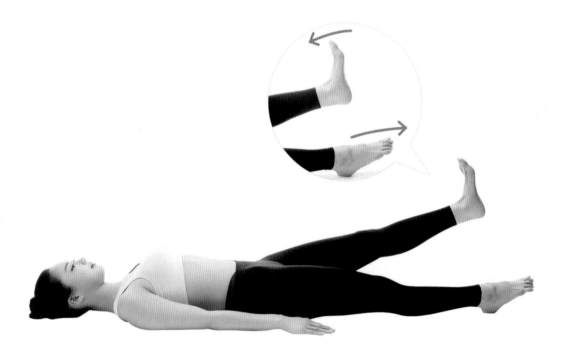

2 左脚抬起，距离地面 20cm 左右，左脚尖向
面部的方向用力回勾，同时右脚用力绷直，
尽量与地面保持平行，保持 30 秒，然后还
原。另一侧也用同样的方法拉伸小腿。

舒缓小腿肌肉

这是一个放松小腿肌肉的动作。可以通过刺激小腿侧面肌肉促进循环,打造纤细的小腿。

1 站立,腰挺直,双腿交叉。位于身体前方的脚先做拉伸。脚掌向内,竖起脚掌。

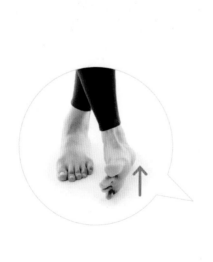

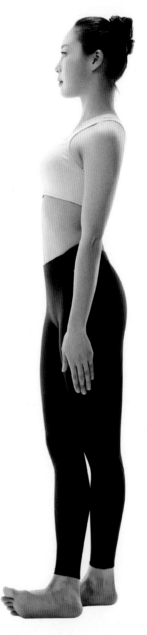

2 保持脚的姿势不变,膝盖伸直,上半身向
前倾,与腿呈 90°。此时,手肘伸直,双臂
自然下垂。保持该姿势 1 分钟后换腿,用
同样的方法拉伸。

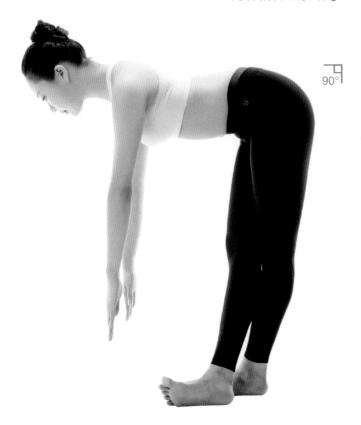

90°

促进小腿血液循环

　　这个动作通过拉伸小腿、膝盖后侧以及大腿,可以改善血液循环,缓解腿部水肿症状。

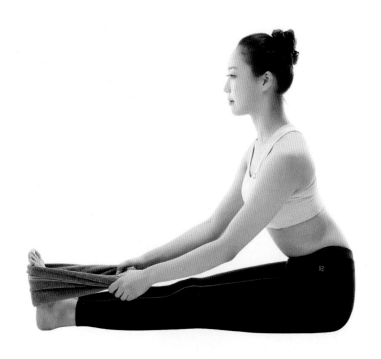

1　坐在地面上,双腿合拢,膝盖伸直。将毛巾横向置于足底,双手抓住毛巾两端。

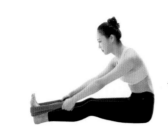

注意,膝盖和腰部不要弯曲。

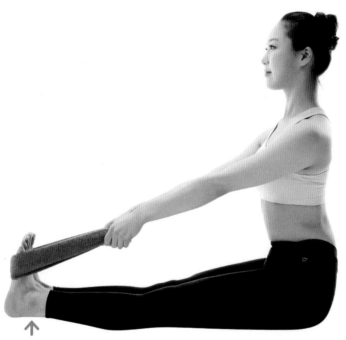

90°

2 双手用力拉毛巾，腰挺直，使腿和腰部呈
90°。此时,双腿稍微离地而起,保持 5 秒,
动作重复做 3 次。

放松小腿肌肉

找到小腿上的穴位,仔细按压,刺激流动缓慢的血液和淋巴液,使它们恢复健康流动,游走全身,同时,放松小腿肌肉。

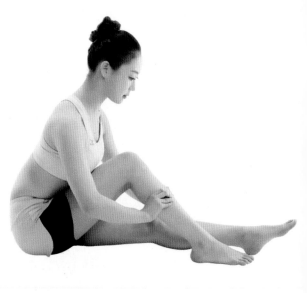

Push Point

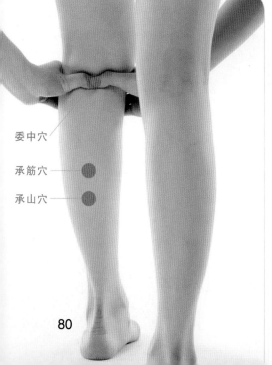

委中穴

承筋穴 ——

承山穴 ——

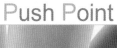

小腿用力,小腿突出的后侧肌肉中央位置便是承山穴。承筋穴则位于委中穴和承山穴之间最突出的位置。委中穴位于膝盖后侧凹陷部位的中间位置。双手拇指放在委中穴位置,用力按压5秒,另一条腿也用同样的方法按摩。

减少小腿肌肉团

通过拇指按压、弹动小腿肌肉,我们可以放松小腿紧张的肌肉团,加速分解块状的肌肉。

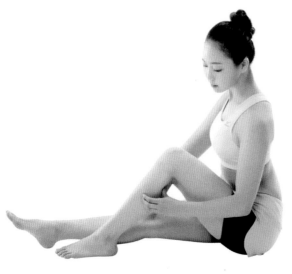

Push Point

双手拇指放在小腿后侧,其余手指扶住小腿前侧。以小腿后侧的中心线为按压线,双手拇指从足踝往膝盖后侧方向交替用力,均匀地弹动小腿肌肉。30 秒后换另一条腿,用同样的方法按摩。

81

增加小腿肌肉弹性

用力揉捏小腿上的肌肉,可以软化僵硬的肌肉,增加小腿的肌肉弹性。

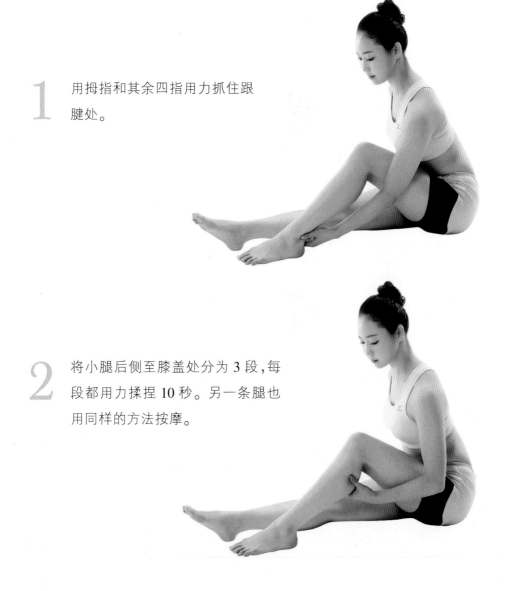

1 用拇指和其余四指用力抓住跟腱处。

2 将小腿后侧至膝盖处分为 3 段,每段都用力揉捏 10 秒。另一条腿也用同样的方法按摩。

Push Point

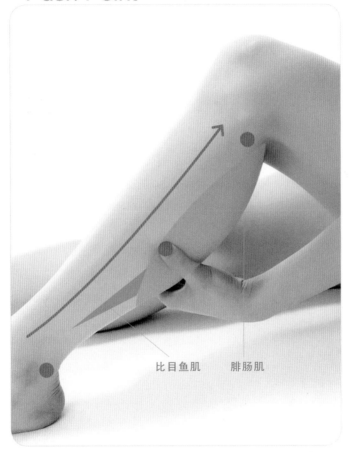

比目鱼肌　　腓肠肌

　　小腿深部是比目鱼肌,后侧是腓肠肌。这些肌肉如果凸出的话,就会表现为肌肉型腿,所以我们要用手指用力按压。

促进小腿血液循环

腿上的血液很容易循环不畅,这会导致小腿两侧和后侧水肿。可以通过周期性的按摩消除水肿,促进血液循环。

1 握拳,将双手的手指关节面分别放在足踝内侧和外侧。

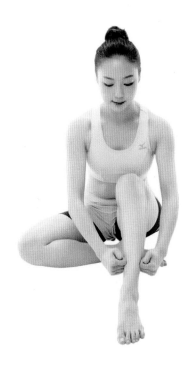

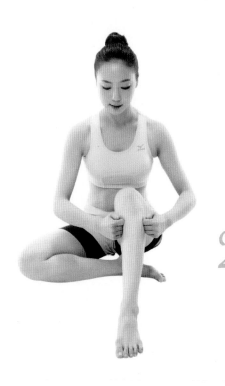

2 双手轻轻提拉小腿两侧肌肉(比目鱼肌),从足踝至膝盖,重复 3 次。另一条腿也用同样的方法按摩。

Push Point

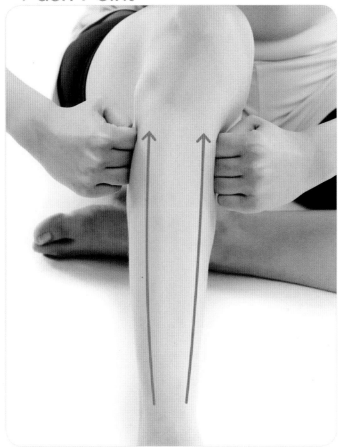

　　若用手用力揉搓可能会造成瘀伤，所以要轻柔地
按摩。

排出小腿毒素

　　用这个动作用力对小腿施压，可以软化顽固的脂肪团，加速废弃物的排出。

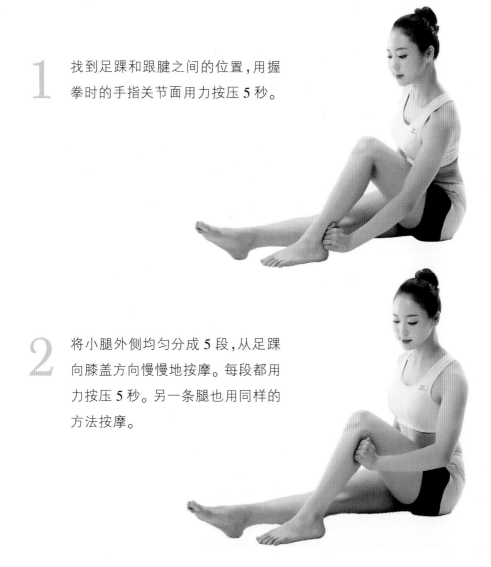

1　找到足踝和跟腱之间的位置，用握拳时的手指关节面用力按压 5 秒。

2　将小腿外侧均匀分成 5 段，从足踝向膝盖方向慢慢地按摩。每段都用力按压 5 秒。另一条腿也用同样的方法按摩。

Push Point

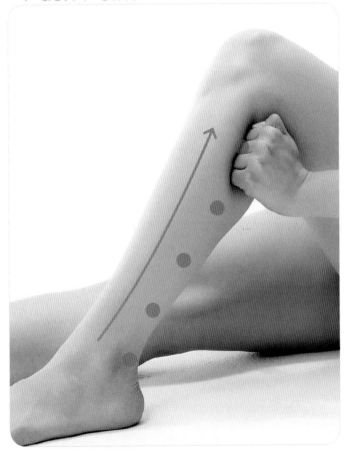

　　按摩跟腱和小腿上的穴位，身体内的废弃物将更加容易排出。所以，从跟腱到膝盖要深层、仔细地按压。

打造优美的小腿线条

这个动作有显著的瘦腿效果,腿围明显变小。赘肉消失了,小腿显得更加细长,线条也清晰了。

1 双手的拇指放在跟腱上,其余手指握住足踝。

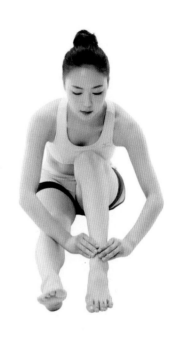

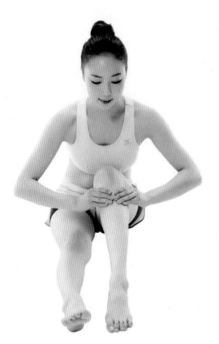

2 手指发力,向着膝盖方向用力向上提拉,重复 10 次。另一条腿也用同样的方法按摩。

Push Point

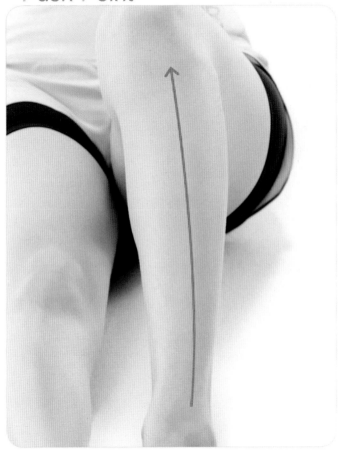

　　需要注意的是,在按摩的时候,要努力将脂肪团向膝盖淋巴处提拉。如果你的目标是拥有纤细的"铅笔腿",则必须每天坚持练习。

提高膝盖灵活性

如果膝盖处废弃物和脂肪团堆积的话，可以通过这个动作提高膝盖灵活性，让小腿看起来更加纤细。同时，此动作还可以缓解腿部抽筋症状，减轻脚后跟疼痛。

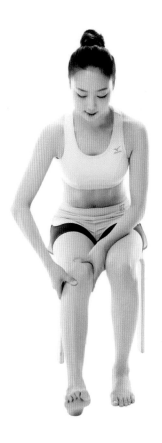

1 一只手放在膝盖上，另一只手放在膝盖下方，抓住腿。随后双手拇指沿着膝盖骨边缘轻轻地画圈，重复 10 次。

Push Point

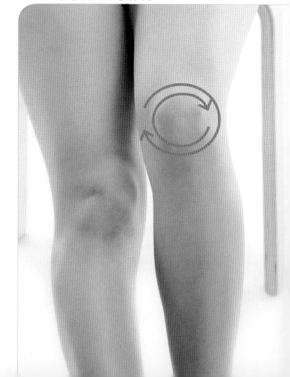

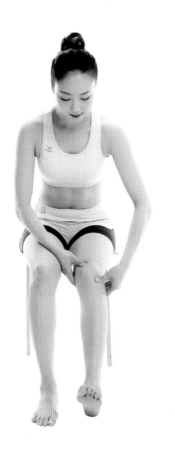

2 找到膝盖骨的 4 个点，以 4 个点为开端，用双手拇指呈射线用力向外按压，持续 5 秒。另一侧膝盖用同样的方法重复步骤 1 和步骤 2。

Push Point

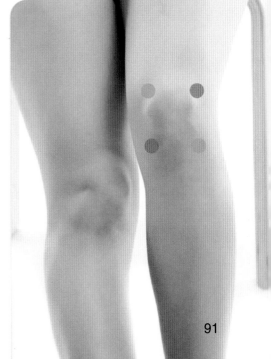

打造纤细的足踝

做这个动作益处很多,既可以放松足踝,又可以促进血液和淋巴循环。如果足踝和小腿纤细了,腿就会变得非常漂亮。

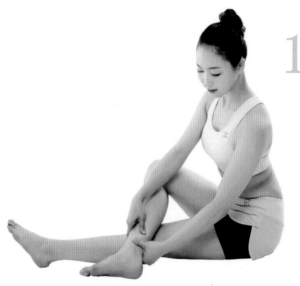

1 用双手抓住足踝,左右拧动10次。

Push Point

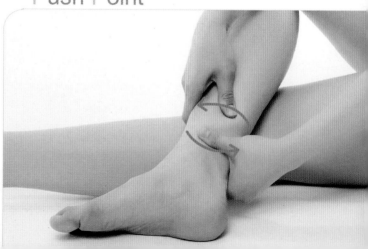

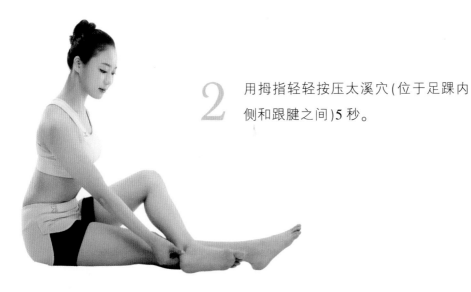

2 用拇指轻轻按压太溪穴（位于足踝内侧和跟腱之间）5 秒。

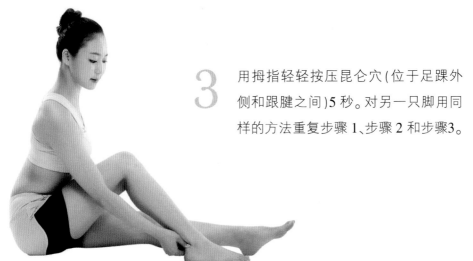

3 用拇指轻轻按压昆仑穴（位于足踝外侧和跟腱之间）5 秒。对另一只脚用同样的方法重复步骤 1、步骤 2 和步骤3。

Push Point

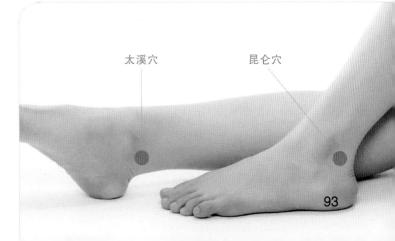

太溪穴　　　　　　　　　昆仑穴

网球按摩法

用网球按摩比用手按摩更加有力,能够起到深层刺激的作用。同时,这个方法可以更有效地放松脂肪团。

准备:网球

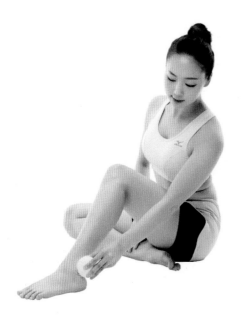

1 将网球放在足踝外侧和跟腱之间。

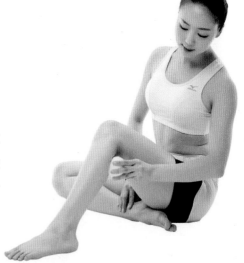

2 慢慢地向膝盖方向移动,在移动过程中用力按压小腿外侧5次,每次停留5秒。另一条腿也用同样的方法按摩。

Push Point

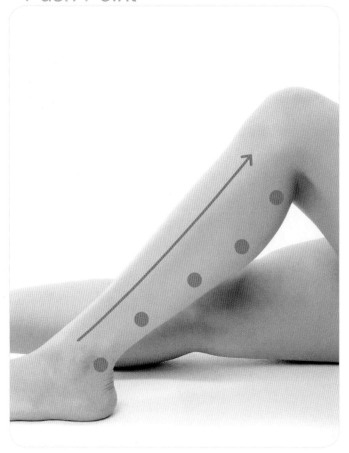

　　在使用道具的时候,如果不调整按摩的次数,可能会因强烈的刺激而感到疼痛。所以，在贴近皮肤按压时,不用太用力,只要感受到舒适即可。

玻璃瓶瘦腿按摩

利用玻璃瓶施加压力,即使力度不大,也可以让粗腿、水肿得到有效缓解,同时还可以消除脂肪团。

准备:空的玻璃瓶

1 首先,将空的玻璃瓶放在跟腱处。

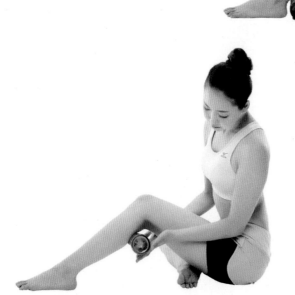

2 用玻璃瓶紧贴小腿,向膝盖方向提拉,注意要给腿部一定的刺激,重复3次。

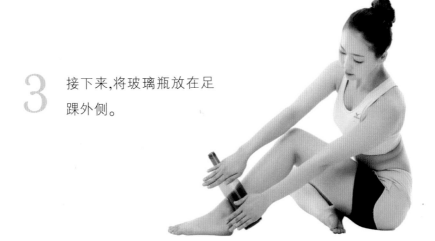

3 接下来,将玻璃瓶放在足踝外侧。

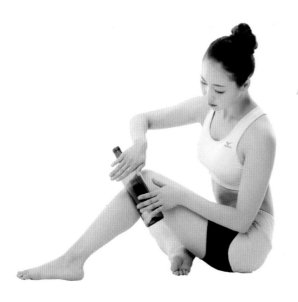

4 将玻璃瓶紧贴小腿外侧肌肉,向膝盖方向提拉,重复3 次。小腿内侧也一样,从足踝到膝盖提拉 3 次。另一条腿也用同样的方法重复步骤 1、步骤 2 和步骤 3。

Push Point

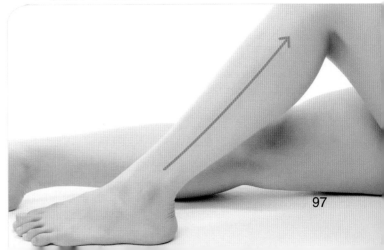

用燃脂膏和绷带按摩小腿

将燃脂膏涂抹在脂肪团堆积的部位进行按摩，燃脂膏产生的碳酸成分可促进脂肪分解。将燃脂膏涂在像小腿这样容易水肿的部位后，再用绷带缠上，就可以起到消肿的作用，同时小腿围会随之变小。

准备：燃脂膏，绷带

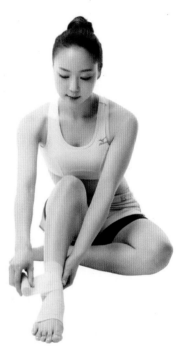

Push Point

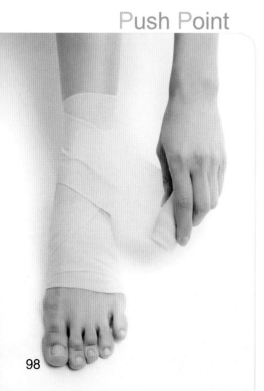

1 将燃脂膏均匀地涂抹在整个小腿上。绷带浸水拧干放进冰箱，10分钟后取出，交替缠绕在脚背和足踝处。

CHECK：注意燃脂膏不要涂抹得过多。若涂抹得过多，可能会引起瘙痒或刺痛。

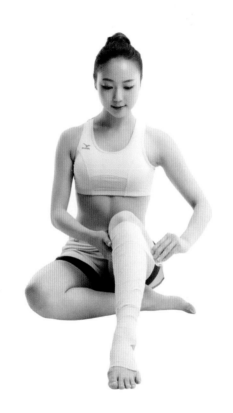

2 将绷带沿着足踝、迎面骨、膝盖方向包裹腿部之后，将腿放在椅子上，伸直。15 分钟后解开绷带，用清水洗净。另一条腿也用同样的方法按摩。

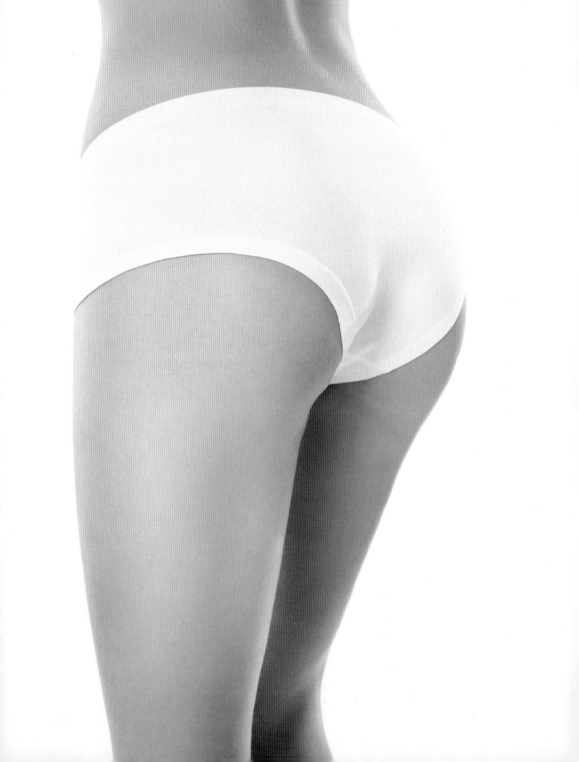

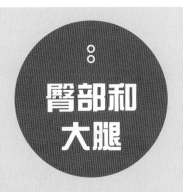

臀部和大腿

　　大腿是最容易堆积脂肪团的部位。一般来说,大腿前侧和外侧肌肉经常被使用,所以肌肉会比较紧张。相反,大腿内侧和后侧的肌肉会相对较弱。这样会阻碍血液循环,造成脂肪团凹凸不平,大量堆积。所以,按摩大腿的前侧、外侧、内侧、后侧,不仅能有效地燃烧脂肪团,而且能够让皮肤更加有弹性,达到令人满意的效果。臀部也是皮下脂肪容易堆积的部位。一旦赘肉产生就不容易消失,所以需要持续管理。我们可以选择高强度的按摩方法,放松臀部僵硬的肌肉。只要我们疏通堵塞的淋巴,增强代谢,就可以打造弹性十足的臀部。

脂肪团严重堆积的臀部和大腿症状

☑ 大腿上的肌肉向外侧凸出,变成"骑马腿"。

☑ 下半身从后面看线条模糊。

☑ 无法明确区分臀部和大腿的分界线。

☑ 臀部没有弹性,下垂。

惠贞老师的指导建议————————————

要关注的部位是臀部、臀部下方赘肉、大腿内侧和后侧。可采用向上提拉、按压动作进行按摩。提拉赘肉,放松大腿肌肉。

打造苗条的大腿

　　这个动作可以有效地刺激大腿内侧的肌肉,矫正骨盆。拉伸大腿的肌肉可以刺激腹股沟部位循环,打造光滑、苗条的大腿。

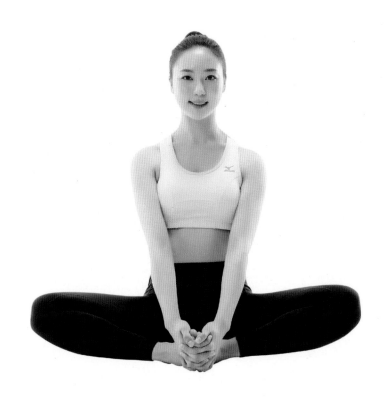

1　坐立,腰挺直,双脚的脚掌相对,双手抓住双脚脚背,十指相扣,脚后跟尽量向大腿根部靠近。

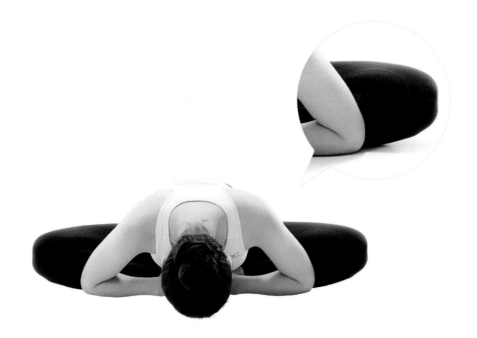

2 　屈曲上半身，额头向地面靠近，尽量贴紧地面。此时，双脚和膝盖尽量靠近地面，保持10 秒，最后再缓慢起身。

增强大腿肌肉弹性

如果放松大腿内侧肌肉,就可以有效阻止肌肉向一方聚集。这个动作可以使大腿肌肉富有弹性,让大腿线条变美。

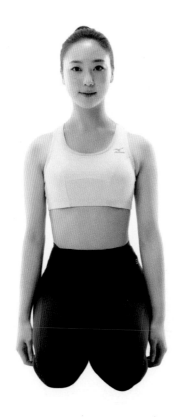 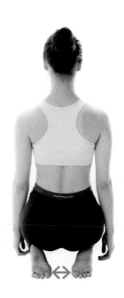

1 屈膝跪地,腰挺直,大腿贴小腿。此时,右脚跟尽量放在右侧臀部的正下方, 左脚跟尽量放在左侧臀部的正下方。同时,双脚的脚跟保持水平。

CHECK：如果做这个动作时比较吃力，可以用双手放在臀部后方地面上，为背部做支撑。该动作最好保持10秒。

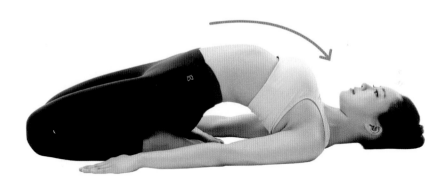

2 大腿用力，按腰、脊椎、背的顺序慢慢地向后躺下，保持10秒。随后大腿再发力，慢慢地抬起上半身。

消除大腿后侧脂肪团

此动作通过拉伸大腿后侧的肌肉来消除凹凸不平的脂肪团。同时,在屈曲上半身时腹部发力,可以达到瘦腹部的效果。

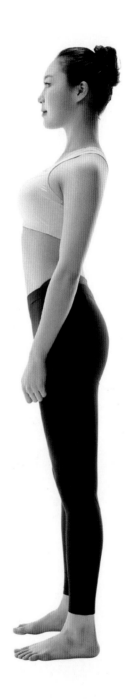

1 腰挺直,双脚打开与肩同宽。双手轻轻握拳,放在大腿前方。

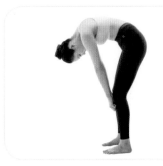

注意,膝盖和背不要弯曲。

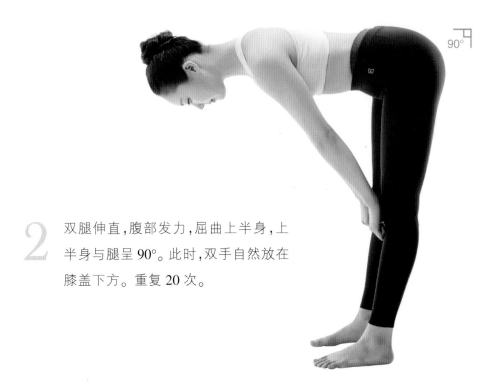

90°

2 双腿伸直,腹部发力,屈曲上半身,上半身与腿呈 90°。此时,双手自然放在膝盖下方。重复 20 次。

打造纤细的大腿线条

　　这个动作可以同时刺激臀部和大腿。这个动作在提臀的同时，还能打造大腿和两肋的线条。

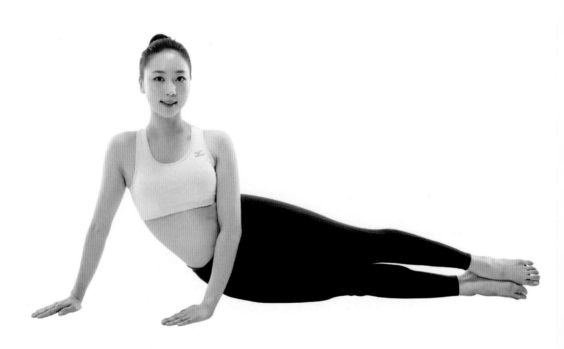

1　侧卧，双手支撑地面，手臂伸直。立起上半身。膝盖打开，伸直双脚，双脚轻轻并拢。

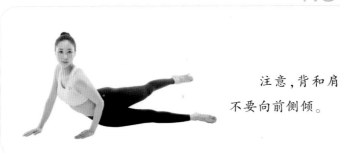

NG

注意,背和肩
不要向前侧倾。

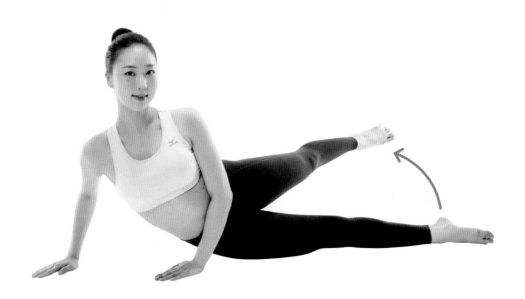

2　腹部和臀部用力,一条腿使劲向后送,再还
原动作。重复 10 次。做最后 1 次的时候,腿
向后送时保持 10 秒不动,再还原动作。反
方向侧卧,另一条腿也用同样的方法拉伸。

放松大腿结块的肌肉

由于大腿肌肉经常被过度使用，所以很容易僵硬。通过运动和按压，可以放松结块的肌肉，分解脂肪团。

双手握拳，用手指关节强力按压两条大腿外侧，从膝盖向腹股沟方向用力，按压 5 次，每次 5 秒。

Push Point

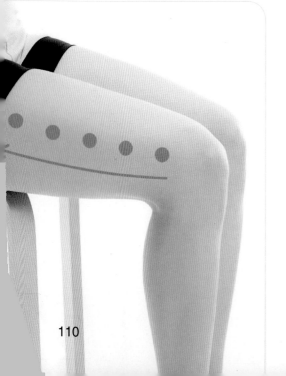

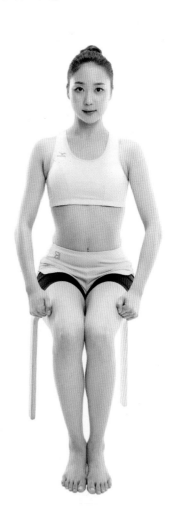

排出大腿堆积的废弃物

　　此动作可以疏通大腿内侧堵塞的淋巴结，促进血液循环，加速废弃物和毒素的排出。

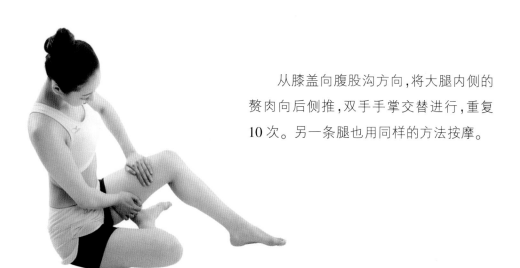

　　从膝盖向腹股沟方向，将大腿内侧的赘肉向后侧推，双手手掌交替进行，重复10次。另一条腿也用同样的方法按摩。

Push Point

111

促进大腿血液循环

此动作可以通过腹股沟排出堆积的废弃物,从而促进上半身血液循环。厚实且僵硬的肌肉变得柔软之后,你会觉得腿轻松了很多。

1　从膝盖向腹股沟方向,用双手交替轻揉大腿正面,重复 10 次。

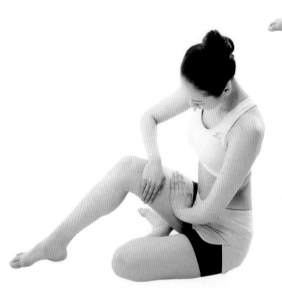

2　接下来,用双手交替轻揉大腿内侧、后侧以及外侧,从膝盖向腹股沟方向,重复 10 次。另一条腿也用同样的方法按摩。

Push Point

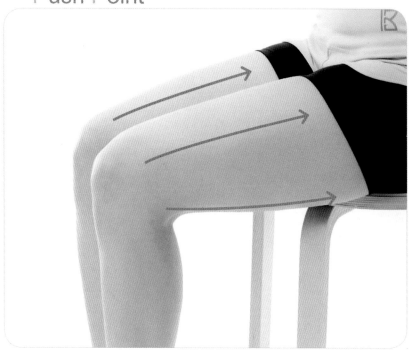

　　下半身循环不畅容易导致水肿，这个动作强烈推荐给下半身
水肿的人。这种多次轻揉的按摩手法比强有力的按摩更加有效。

去除大腿内侧的脂肪团

　　若脂肪团凹凸不平而且僵硬,可以通过按压来放松脂肪团,从而在短时间内打造光滑的大腿。同时,增加大腿内侧肌肉的运动量,使燃烧脂肪团变得更容易。

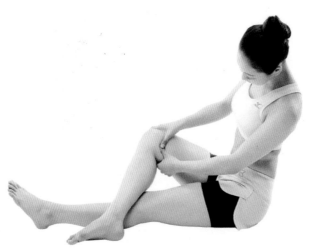

1　将双手的拇指重叠放在大腿内侧膝盖处。

2　用拇指从膝盖向腹股沟方向按压大腿。我们将大腿分为 5 段,每段强力按压 5 秒。另一条腿也用同样的方法按摩。

Push Point

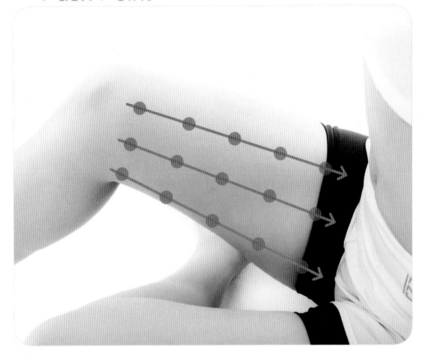

由于大腿内侧很容易堆积脂肪,所以我们按压的力度要强,按压的程度要深。按摩可以分成 3 条线,第一条线是大腿内侧至大腿根部;第二条线是大腿内侧至腹股沟中间位置;第三条线是大腿内侧与大腿正面的分界线。

消除大腿赘肉

此动作通过拧转按摩大腿，可以移动脂肪细胞，起到刺激脂肪团的作用。这个动作不仅可以减掉大腿正面的赘肉，而且可以减掉大腿两侧的赘肉。

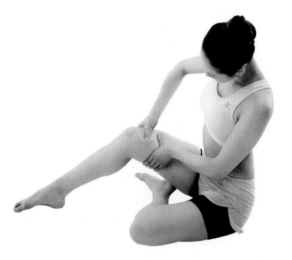

1 双手拇指放在膝盖上方，其余手指抓住大腿。手在用力按压大腿的同时向大腿内侧用力揉搓。

2 双手沿着膝盖向腹股沟方向用力揉搓 10 次之后，换另一条腿，用同样的方法按摩。

Push Point

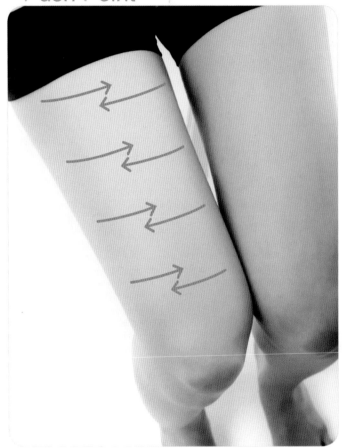

　　做这个动作的时候,要像拧衣服一样用力。这样可以让大腿上的赘肉受力更大，更好地刺激脂肪团以及结块的肌肉。

分解臀部脂肪团

臀部堆积了大量的脂肪。如果臀部失去弹性，就更加容易下垂。此动作通过捏赘肉和提赘肉，可以更有效地去除脂肪团，达到自然提臀的效果。

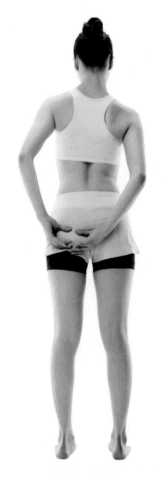

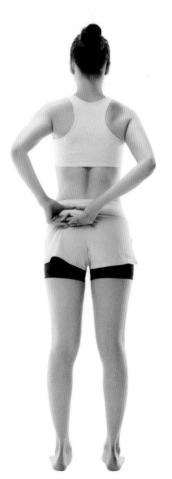

1 用双手的拇指和其余手指用力抓住臀部下方的赘肉。

2 将臀部到腰部分为 3 段，每段用力捏 10 秒。另一侧臀部也用同样的方法按摩。

Push Point

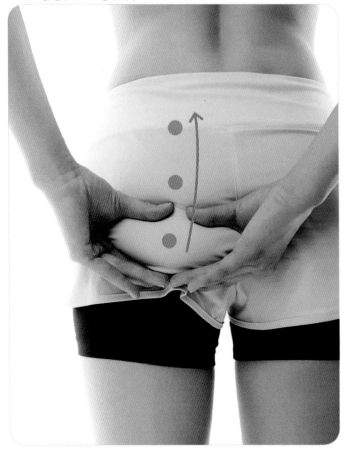

　　如果臀部脂肪团堆积过多，容易分不清大腿和臀部的界限。按摩的时候一定要用力,这样才能达到燃烧脂肪团的效果,使臀部变得更有弹性。

打造光滑的臀部曲线

这个动作通过提拉臀部的赘肉来分解脂肪团,从而使臀部至大腿的线条更加光滑,增加臀部的弹性,打造翘臀。

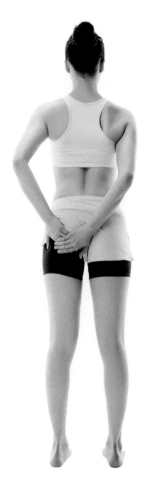 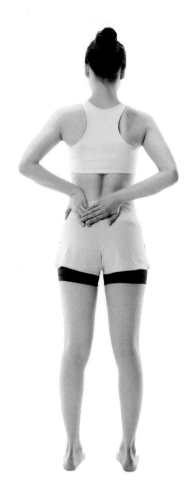

1 用双手的手掌握住臀部下方下垂的赘肉。

2 双手将赘肉用力推向臀部与腰相连的位置,重复 10 次。另一侧也用同样的方法按摩。

Push Point

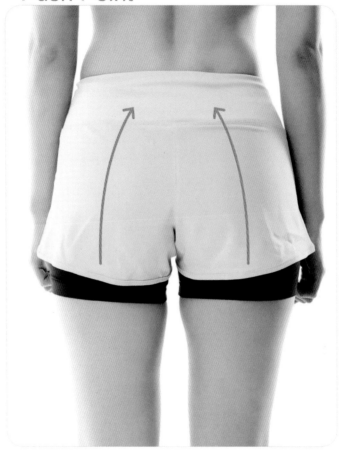

这个动作可以刺激整个臀部，可以起到消除脂肪团和提臀的作用,按摩的时候要尽力向上推动赘肉。

打造零赘肉臀部

只有骨盆得到有效的矫正，臀部才会富有弹性，变得漂亮。按压骶骨和臀部两侧，可以矫正骨盆，减掉赘肉，使臀部形状变得好看。

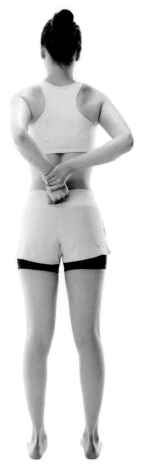 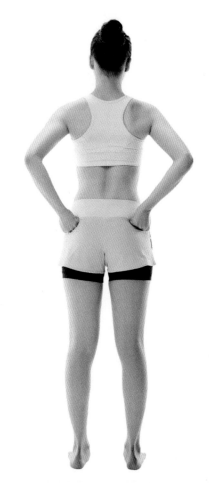

1 一只手握拳，将手指关节放在骶骨位置。另一只手抓住握拳手的手腕，用力向肛门方向按压，持续 10 秒。

2 双手握拳，手指关节放在臀部两侧凹陷的位置上，持续按压 5 秒，重复 5 次。

Push Point

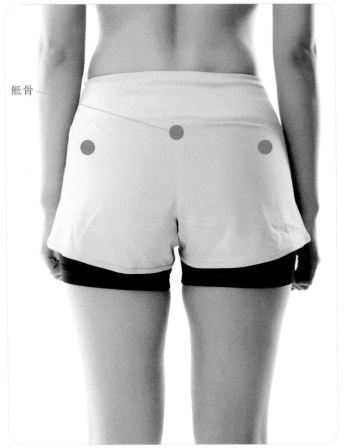

骶骨

按摩的时候,手要发力,一定要用力按压才会达到效果。

用网球按压腹股沟

腹股沟是容易堆积废弃物的位置,用网球按摩,可以加速排出下半身的废弃物,促进腿部的循环。

准备:网球

1 握住网球,沿着腹股沟(下腹部与大腿相连的位置上方)用力滚动。重复 10 次后,另一侧也用同样的方法按摩。

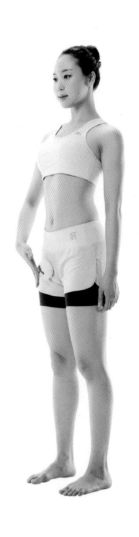

Push Point

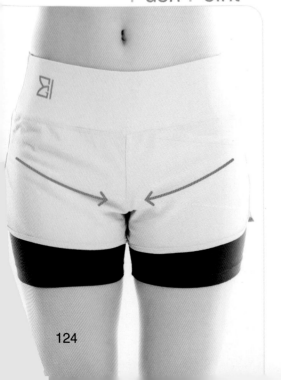

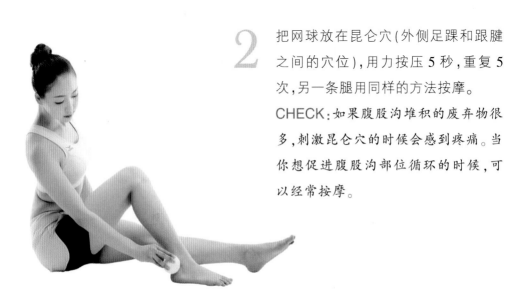

2 把网球放在昆仑穴(外侧足踝和跟腱之间的穴位),用力按压5秒,重复5次,另一条腿用同样的方法按摩。

CHECK:如果腹股沟堆积的废弃物很多,刺激昆仑穴的时候会感到疼痛。当你想促进腹股沟部位循环的时候,可以经常按摩。

Push Point

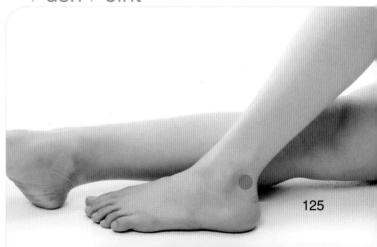

125

用保鲜膜热敷大腿

涂抹燃脂膏按摩后,再用保鲜膜裹住大腿,将大腿放在两个重叠的枕头上,加速血液循环。这个方法可以让大腿围明显减小。

准备:燃脂膏,保鲜膜

1 将燃脂膏均匀涂抹在大腿上,双手握拳,把手指关节放在大腿上,从膝盖到腹股沟,用力提拉,重复 10 次。大腿内侧及外侧也用同样的方法按摩。

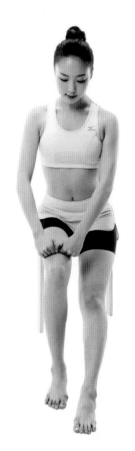

Push Point

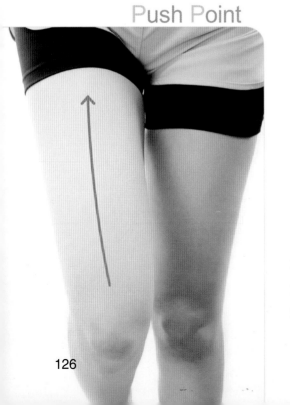

因为燃脂膏内含有咖啡因成分,所以对排出皮下脂肪中的废弃物有帮助。但是如果使用过多,也可能出现瘙痒、灼热等不适症状,所以应少量使用。

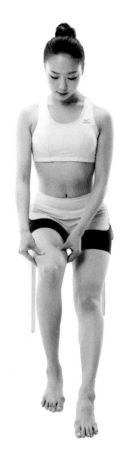

2 双手拇指和其余手指分别捏住大腿内外侧的赘肉,从膝盖到腹股沟,用力弹动 30 秒。

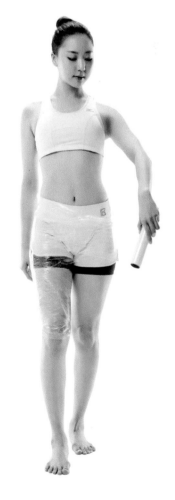

3 从膝盖开始,经过大腿、腹股沟,直到臀部为止,全部用保鲜膜紧紧包裹起来。随后取两个枕头重叠,将腿放在枕头上。20 分钟后打开保鲜膜,用清水洗净。另一条腿也用同样的方法,重复步骤 1、步骤 2 和步骤 3。

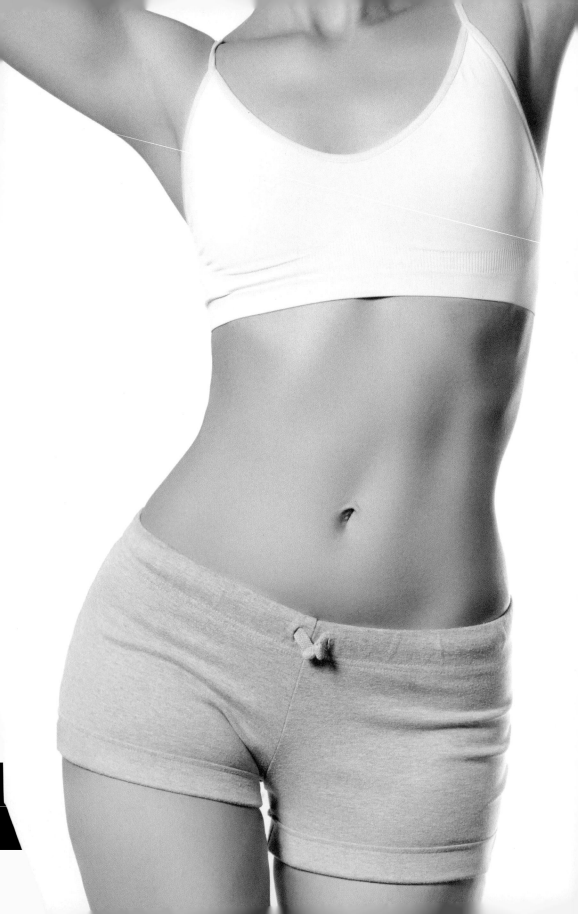

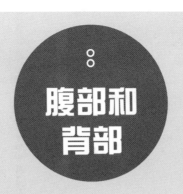

腹部和背部

　　腹部是脂肪团堆积最多的位置,尤其是下腹部,所以更需要集中管理。一般来说,20岁到30岁间是女性激素分泌的旺盛期,这个时候脂肪团主要集中在臀部和大腿。但是当女性在怀孕、产后阶段时,脂肪团就会堆积在下腹部。由于子宫扩大会压迫到周围的血管,阻碍血液循环,所以脂肪团堆积会更加严重。这时,我们可以通过按摩腹部,升高腹部温度,促进血液循环,加速分解脂肪团。

　　有很多女性认为背部不会有脂肪团,这是完全错误的想法。背部文胸带周围凸出来的赘肉都是脂肪团。此外,女性还应该知道,如果腋窝周边淋巴结中的废弃物排出不畅,脂肪团就会堆积。所以我们要坚持按摩。

腹部和背部脂肪团严重堆积的症状

☑ 赘肉可以用手抓住。

☑ 文胸带周围赘肉凸起。

☑ 腹部赘肉多,捏的时候出现纹理。

惠贞老师的指导建议————————————————

要关注的部位是肚脐、腹部、两肋的赘肉。脂肪团堆积较多的部位可采用捏、向下推等刺激性较强的动作按摩。

减掉腹部"游泳圈"

　　这个动作尤其适合腹部脂肪团大量堆积者。动作的要点是维持腹部紧张感,坚持练习可以有效地缓解腹胀,拥有平坦的腹部。

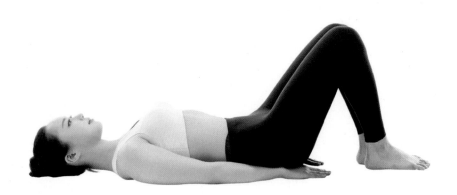

1 平躺,背部贴地,双脚合拢,竖起膝盖。双手放在臀部下方,托着臀部。

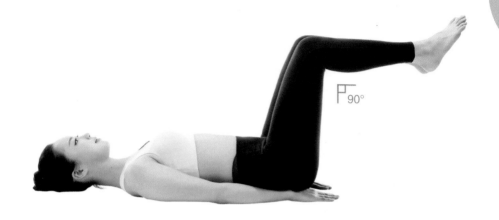

2 将膝盖向胸部方向抬起,使大腿和小腿
呈 90°。

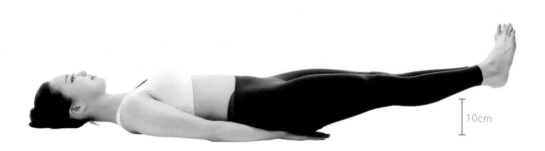

3 腹部发力,伸直双腿,慢慢下降,不接触地
面(距离地面 10cm 左右)。屈曲腿后伸直
腿,重复 20 次。

131

打造纤细的两肋腰线

  这个动作最适合减掉两肋的赘肉。其主要是通过对两肋施加强烈的刺激,促进脂肪团的燃烧。

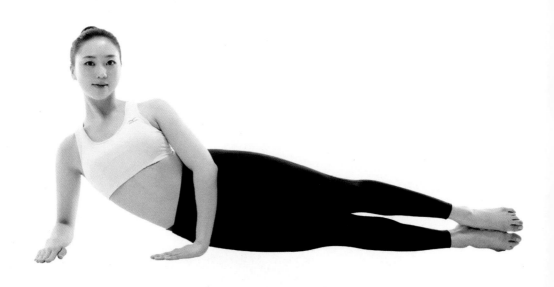

1 侧卧,一只手肘支撑地面,另一只手自然地放在地面上。双腿伸直,双脚合拢。背、臀、腿保持在一条直线上。

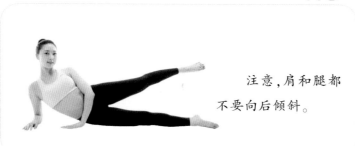

注意,肩和腿都
不要向后倾斜。

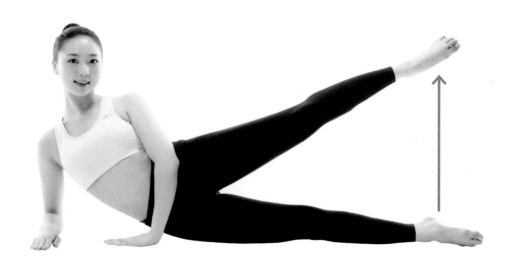

2　位于上方的腿尽量向上抬,然后再放下。注意,膝盖不能弯曲,重复 10 次。最后,两条腿同时抬起,保持 10 秒后还原。换方向侧卧,用同样的方法拉伸。

改善驼背

这个动作可以通过拉伸打开胸腔，拉伸僵硬的背部，促进血液和淋巴液循环，改善驼背。

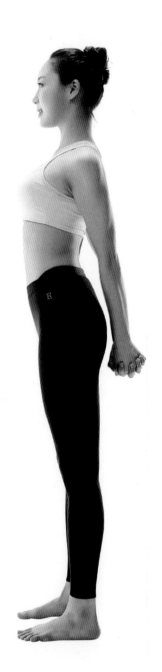

1 站立，腰挺直，双脚打开与肩同宽，双手在背后十指相扣，手肘伸直。

2　双手保持十指相扣,向上举,上半身尽量向
下屈曲,一次 10 秒,重复做 10 次。

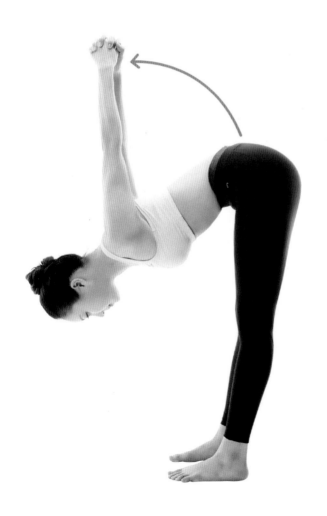

打造"S"形背部曲线

这个动作可以有效地促进背部循环,消除凹凸不平的脂肪团。

1 站立,腰挺直,双脚打开与肩同宽,双手在身前交叉,十指相扣,双臂伸直向上举,与肩平行。

2 伸直双手,向上举过头顶。同时抬起双
脚的脚跟,保持 10 秒。注意,做这个动
作的时候,整个身体都要尽量向上牵
引,确保全身得到拉伸。

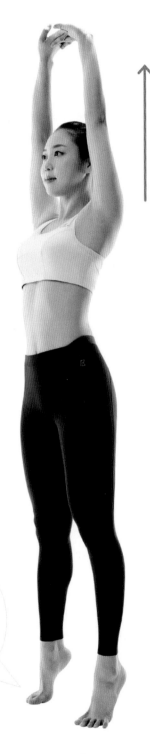

减小腹围

双手呈回形飞镖样,推挤腹部赘肉。这样不仅可以消除两肋的赘肉,而且可以全面刺激腹部赘肉,从而减小腹围。

双手拇指放在腰后侧,其余手指放在腰前侧,抓住两肋。双手用力,将赘肉从两肋往肚脐方向推,重复 30 次。

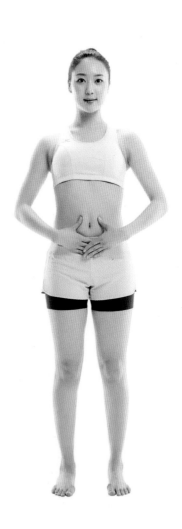

Push Point

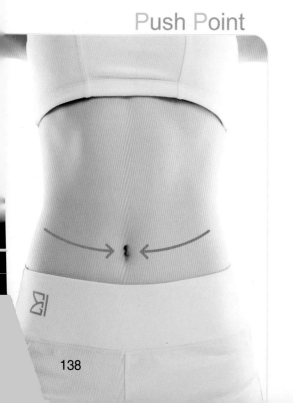

138

打造光滑的侧面曲线

此动作可以排出两肋堆积的废弃物,促进血液循环,同时又可以有效地减掉文胸周围的赘肉。

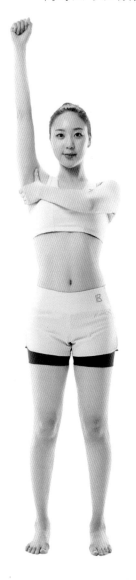

举起一只手臂,另一只手握住腋窝周围的赘肉。手发力,将赘肉从腰部向上推,推到腋窝处,重复 10 次。另一侧也用同样的方法按摩。

Push Point

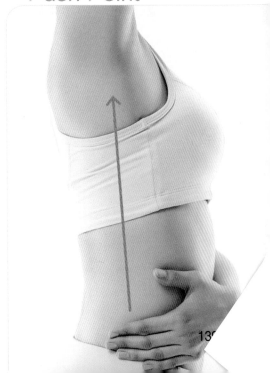

13

促进腹部循环

肚脐周围分布着几个大淋巴结。按摩这几个淋巴结可以有效地刺激腹部，促进血液循环及代谢，从而排出体内的毒素和废弃物，消除脂肪团。

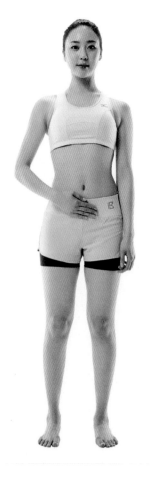

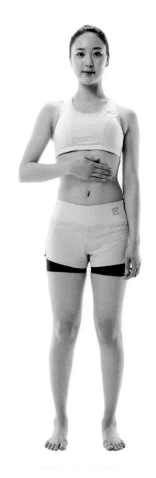

1 手掌放在腹部，距离肚脐 2.5cm。

2 手掌紧贴腹部，四根手指发力，以肚脐为中心，以 2.5cm 为半径，顺时针方向轻轻地划圈。

Push Point

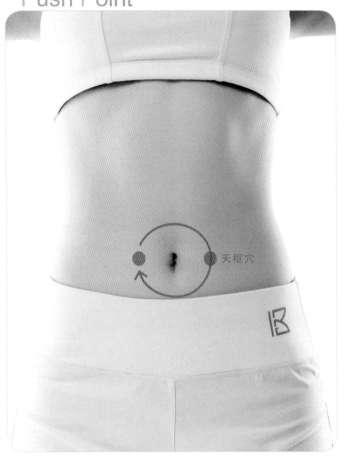

天枢穴

天枢穴平行于肚脐,各距肚脐 2.5cm。揉或者按压
天枢穴,可以有效缓解便秘。

管理腹部脂肪团

如果肚脐周围的肌肉得到放松,脂肪团就更加容易被分解,可以让失去弹性的腹部再次变得平坦。

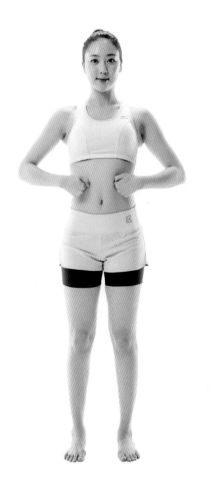 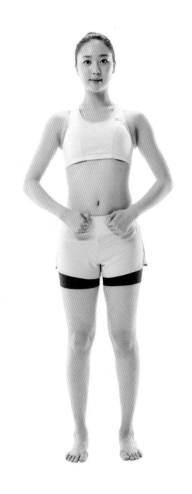

1 双手握拳,将手指组成的窄面放在肋骨下方。

2 双手用力向膀胱方向推,排出腹部的废弃物。动作重复10次。

Push Point

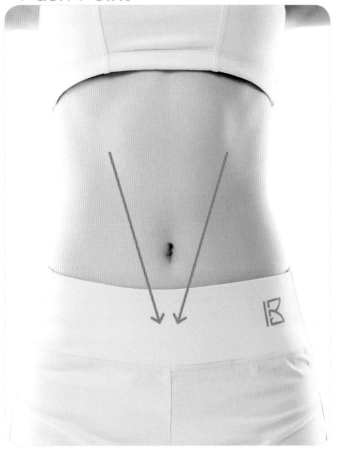

　　被分解的脂肪团和身体内的废弃物可以通过腹部淋巴排出体外,从而使腹部变光滑。在做这个动作的时候要用力,让自己感受到强烈的刺激。注意动作要缓慢。

排出腹部堆积的毒素

这个动作刺激性强,可直达筋膜,可以收缩腹部肌肉,有效地排出留在体内的废弃物和毒素,以此减掉腹部赘肉,拥有平坦的腹部。

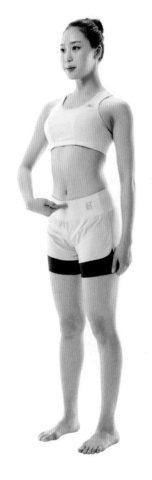 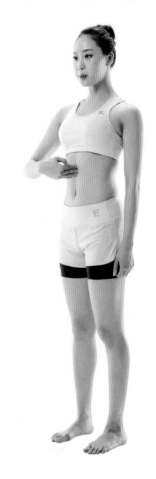

1 四根手指轻轻地放在肚脐下方 5cm 处,用鼻子深吸一口气。随后, 用四根手指指尖快速按 5 次,同时用嘴呼气。

2 使用腹式呼吸法,在肚脐的右侧、上方、左侧分别用相同的方法按摩。

144

Push Point

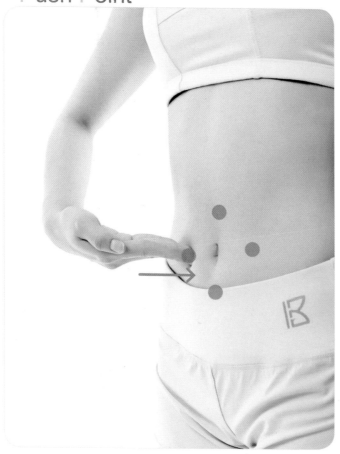

　　按摩时，使用腹式呼吸法可以达到事半功倍的效果。在用鼻子吸气的同时，横膈膜会上升，带动腹部膨胀；用嘴呼气的时候，发出"呼"声吐气。这样，腹部才会再次变得平坦，横膈膜也可回到原位。

分解腹部的脂肪团

　　若包裹肌肉的筋膜增厚，皮下脂肪凹凸不平，便会形成脂肪团。如果常常捏动筋膜和皮下脂肪层，那么脂肪团就可以很快被分解。

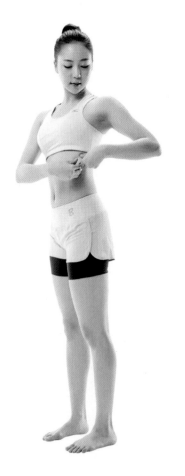 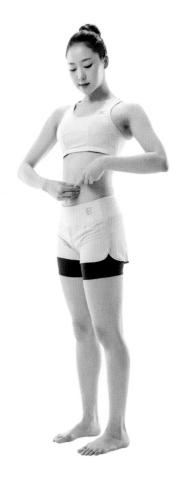

1 双手的拇指和食指用力捏住胸部正下方的肋部赘肉。

2 用力捏住腹部赘肉，向肚脐方向按摩，重复 30 秒。换另一侧，用同样的方法按摩。

Push Point

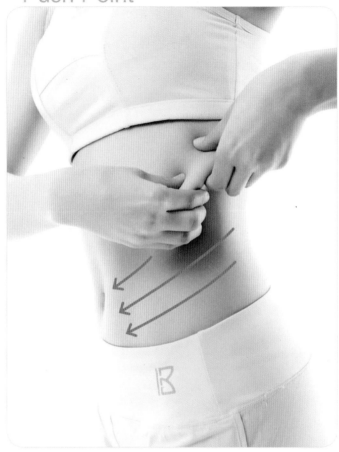

　　只有用力捏才能促进淋巴循环，从而快速分解肋部赘肉中堆积的脂肪团。按摩的时候心里要想着，将细小的脂肪团颗粒推向肚脐周边的淋巴结。

打造纤细的腰线

这个动作可以通过减掉两肋的赘肉来打造腰线。有的人因为脂肪团堆积,腰带上方的赘肉会明显向外凸。这个动作强烈推荐给有这种情况的人。

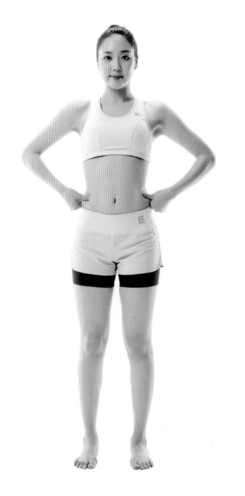

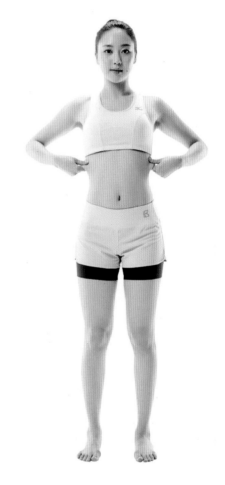

1 双手拇指和食指抓住骨盆上方的两肋赘肉,用力捏。

2 双手延肋骨方向向上移动,用力捏30秒后松开。

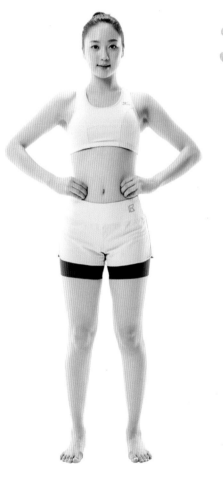

3 双手拇指放在腰部后侧，其余四根
手指放在腰部前侧,抓住腰部赘肉。
手指用力,紧紧地抓住腰部的赘肉,
然后松开。重复 10 次。
CHECK:用力捏的时候,不能只捏
住赘肉,要抓住深层的肌肉。

Push Point

149

消除背部脂肪团

背部容易因为文胸带而产生凸出的赘肉。这个动作可以去除这些赘肉,清除周围的脂肪团。只要坚持做这个动作,就可以让你拥有纤细的腰线和迷人的背部线条。

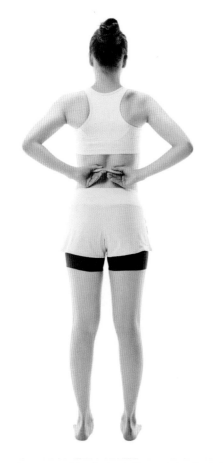 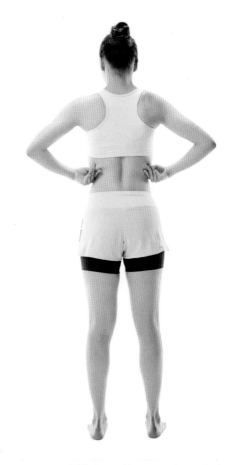

1 双手拇指和食指用力抓住脊椎两边较宽的背阔肌。
CHECK:按摩背部的时候,只要手能够触及的部位都要做。

2 双手横向沿着两侧肋骨移动。每次用力捏 30 秒。

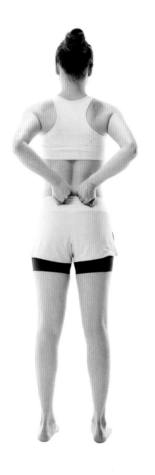

3　双手握拳，手指关节面放在文胸带下面，然后向腰的方向用力向下推，重复 10 次。

Push Point

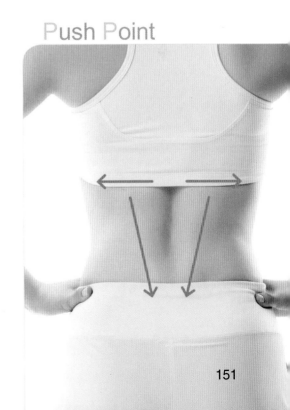

用保鲜膜热敷腹部

这个动作不仅可以分解僵硬的脂肪团，而且可以通过对腹部的热敷有效地促进淋巴循环。利用保鲜膜可以隔离空气，有助于燃脂膏浸入皮肤深处，从而更快地燃烧脂肪团。

准备：燃脂膏，保鲜膜，毛巾，保鲜袋

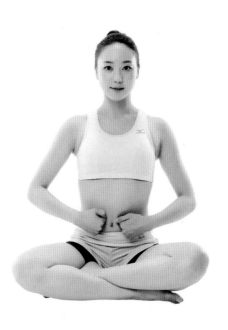

Push Point

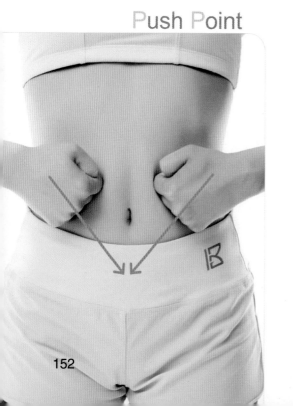

1 将燃脂膏均匀地涂抹在腹部和两肋部，双手握拳，将手指关节面放在两肋部，将赘肉向膀胱方向推。重复 10 次。

2 将臀部以上至胸部以下都用保鲜
膜缠住。

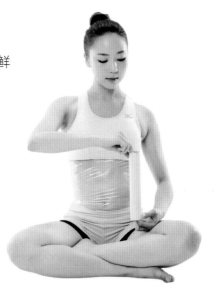

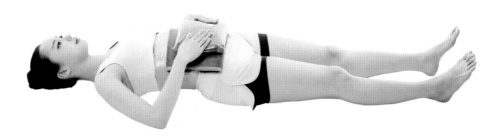

3 仰卧,背贴住地面,在腹部铺上一层较薄的毛巾。
随后放上温热的保鲜袋。20 分钟后解开保鲜膜,
用清水洗净。

CHECK:热敷用的毛巾在使用前浸水拧干,装入
保鲜袋后,放在微波炉中加热 30 秒至 1 分钟。注
意,要在比较热的状态下及时使用,并避免烫伤。

153

用网球按摩背部

　　手能够触碰到的部位都可以用网球按摩。这样可以放松僵硬的肌肉,有助于缓解疼痛,而且可以有效地消除背部的脂肪团。

准备:网球

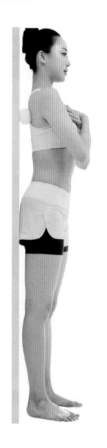 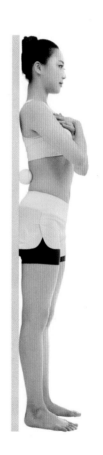

1 靠墙站立,腰挺直,贴在墙壁上。将网球放在背和墙中间,顶住。先将网球放在右侧肩胛骨外侧,用力按压 5 秒。再换另一侧用同样的方法按摩。

2 将网球放在脊椎正中间,然后左右摆动身体,用力按压 30 秒,以此来刺激脊椎两边较宽的背阔肌。

Push Point

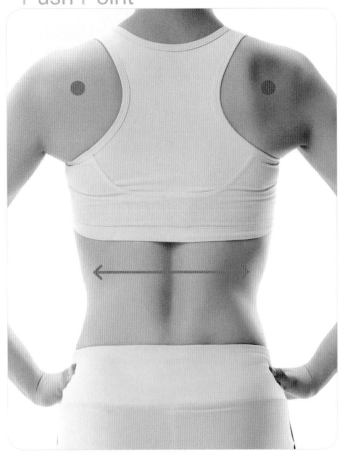

　　若肩胛骨(肩膀上的骨骼)僵硬,此处的肌肉就会变大,易堆积毒素和废弃物。用网球用力按压,可以有效地放松肩胛骨肌肉群。

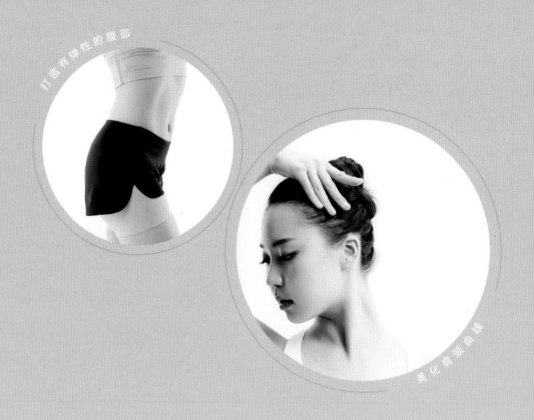

打造有弹性的腹部

美化肩颈曲线

PART
04

变 美！消 除 脂 肪 团 的 美 容 习 惯

魔法般的家庭美容按摩方法

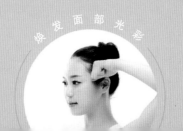

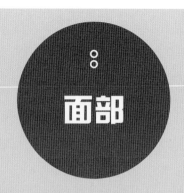

面部

　　水肿的脸、暗沉的肤色、黑眼圈、眼袋、皮肤失去弹性且松弛,这些症状都是循环能力低下的表现。即,毒素和废弃物无法排出体外,停留在体内不同部位而出现的症状。可以借助按摩来解决这些问题。按摩可以促进血液循环,消除暗沉,去除皱纹,让人看起来年轻 10 岁。同时,按摩还可以让皮肤焕发光彩,改善水肿和松弛,让你拥有弹性十足的皮肤。更让人惊奇的是,按摩还可以在短时间内让五官变得立体,面部轮廓变小。

面部出现以下症状需要进行美容按摩

- ☑ 颧骨凸出。
- ☑ 双下巴明显。
- ☑ 八字纹明显。
- ☑ 眼睛下方常有黑眼圈。
- ☑ 抬头纹和眼尾纹明显。
- ☑ 面部水肿。

惠贞老师的指导建议

要关注的部位是下颌线、眼尾纹及抬头纹。可采用向上提拉、按穴位等动作进行按摩。

打造水光肌

这个动作主要是顺着淋巴流向按摩穴位，疏通易堆积废弃物的部位。只要淋巴循环变得通畅，面部可以变得美丽。

用双手食指沿着淋巴流向，分别用力按压穴位5秒。请按照下面的穴位顺序按摩：额角(太阳穴)、眉头(攒竹穴)、内眼角(睛明穴)、鼻头两侧八字纹的开端(迎香穴)、嘴角两侧及八字纹经过之处(地仓穴)、人中和嘴唇下方凹陷处(承浆穴)，每个穴位用力按摩5秒。

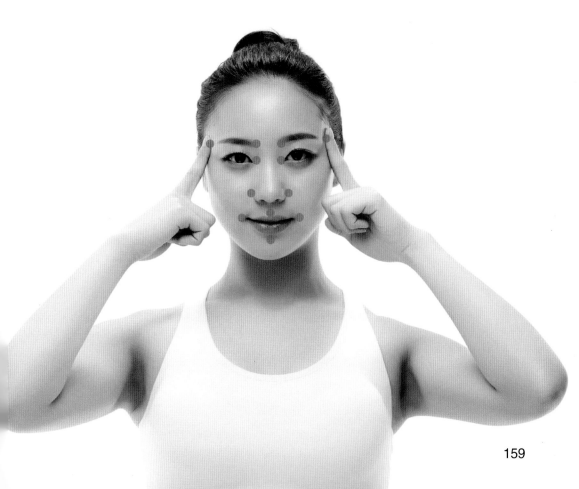

去除水肿和黑眼圈

眼睛周围堆积的废弃物会加重黑眼圈的症状。用按摩加以刺激可以排出眼周毒素,缓解水肿和黑眼圈的现象。同时,随着眼睛疲劳得以缓解,视野也会变得更加清晰。

双手拇指和食指用力捏住眉头处的肌肉,并且向眉尾移动,重复 3 次。然后,将双手拇指和食指放在眉头,用力向眉尾推动,同样重复 3 次。

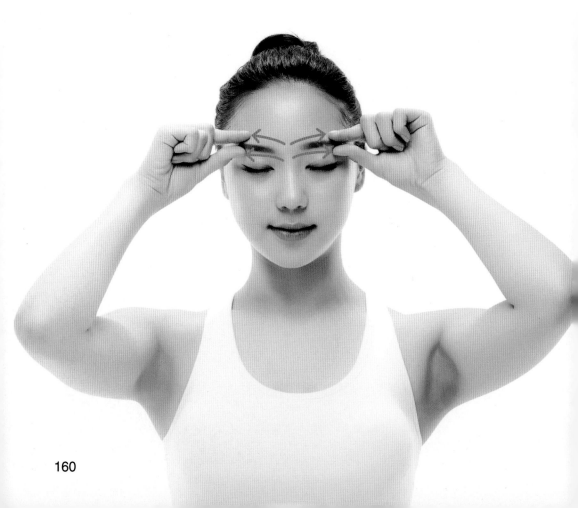

打造鲜明的眼部轮廓

　　放松眼球筋膜有助于消除水肿,从而让眼部轮廓变得鲜明。同时,这个动作可以矫正颧骨下倾、眼皮下垂等症状。

　　将一只手的四根手指放在眉心位置,另一只手的拇指放在眉头与内眼角之间凹陷处,轻轻按压 5 秒后推向眼尾。另一只眼睛也用同样的方法按摩。

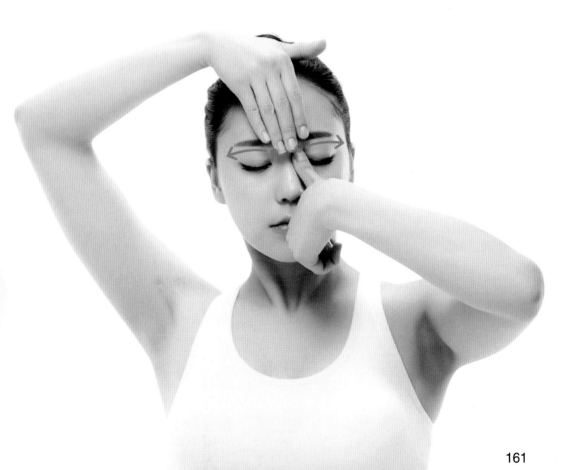

打造童颜

放松面部肌肉可有助于加速排出废弃物,促进血液循环,让你看上去容光焕发。

1 双手的四根手指放在眉头,轻轻地打圈揉 5 秒,直到太阳穴位置。重复 3 次。

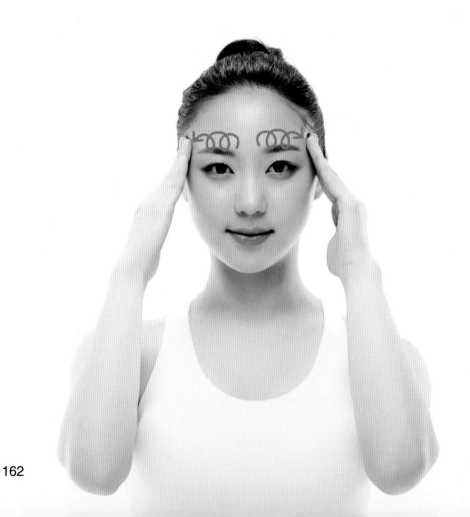

2 把面部分为三条线,分别用同样的方法按摩。第一条线是从下巴到耳垂;第二条线是从嘴角到耳朵中间部位;第三条线是从鼻孔到太阳穴。每次按摩 5 秒,重复 3 次。

CHECK:在放松面部肌肉的时候,一定要顺着肌肉方向,从面部中间向两侧,沿着淋巴流向按摩。

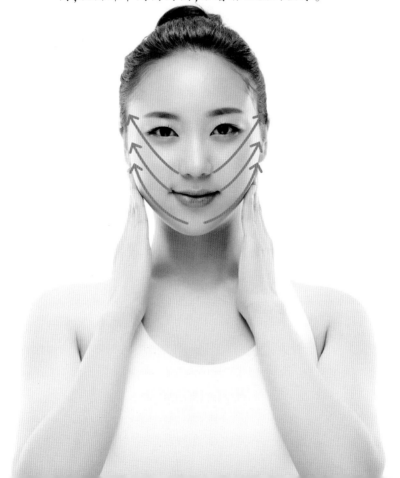

去除令人讨厌的皱纹

这个动作可以改善眉间的皱纹,提升皮肤弹性。尤其太阳穴和胸锁乳突肌(连接耳后、乳突及前颈的一块肌肉)是淋巴大量聚集的地方。按摩可以有效地促进血液和淋巴循环。

1 双手拇指弯曲,用拇指弯曲关节分别按照从鼻尖到眉间、从眉头到太阳穴的顺序,按摩 3 次。通过按摩感受舒展皱纹的清爽。

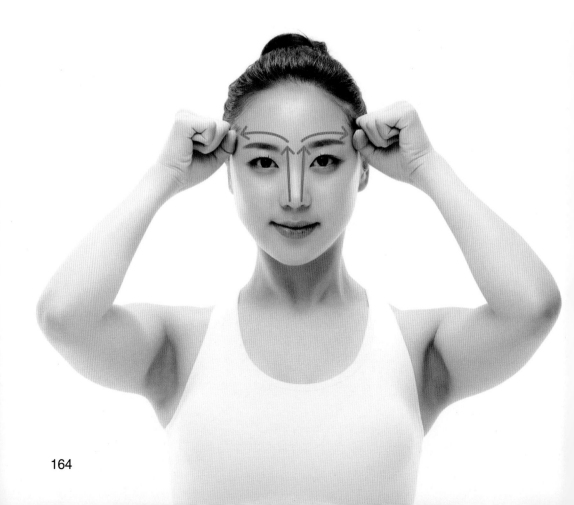

2 双手拇指弯曲，将拇指弯曲关节放在额头中间位置，沿着发际线向下推到太阳穴为止，按压 5 秒不动。接着从耳朵后面推到颈部。重复 3 次。

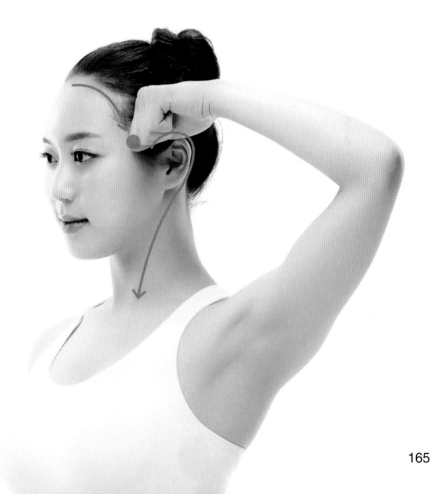

打造尖下巴

位于下巴处的淋巴一旦堵塞,废弃物就会开始堆积,从而导致下巴赘肉变多、下垂。我们可以通过按摩来促进淋巴循环,使下巴变尖。随着面部得到一定的提拉,可以让面部变瘦。

1 握拳,用手指关节面从下巴向耳垂方向轻轻地提拉,重复 10 次。

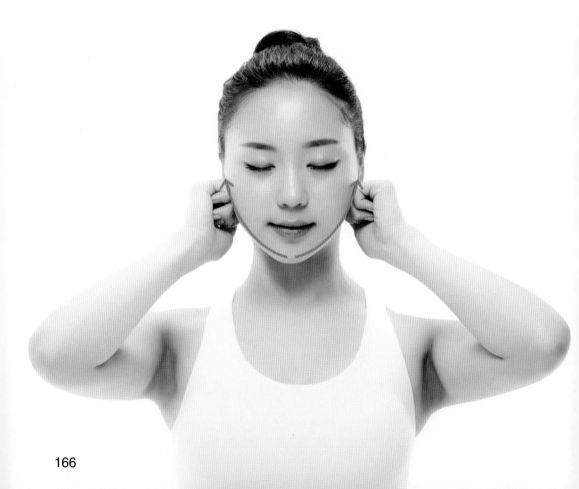

2 手掌握住下巴,轻轻地将赘肉向耳垂方向提拉,重复 10 次。脸颊的另一侧也用同样的方法按摩。

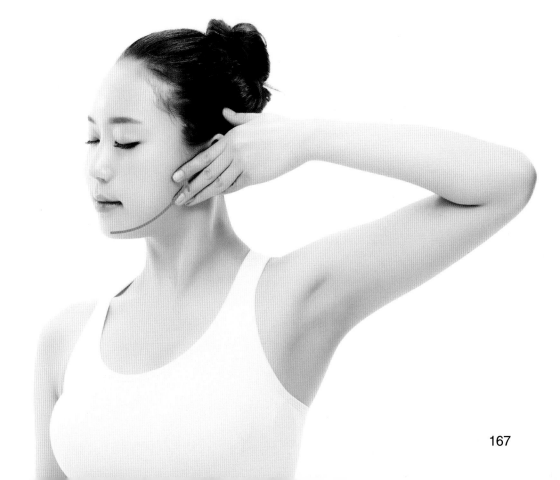

促进耳朵循环

刺激耳朵可以促进全身血液循环。血液和淋巴循环顺畅了,面部的水肿也会得到改善,同时,还可以重塑耳朵下方的颈部线条。

1 拇指和食指用力捏耳垂5秒。注意不是用指尖用力,而是要用指腹施加压力。

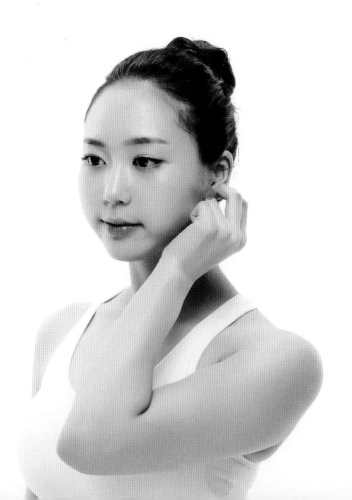

2 拇指和食指继续用力，并向上移动，在移动过程中，上下左右轻轻地揉 10 秒。另一只耳朵也用同样的方法重复步骤 1 和步骤 2。

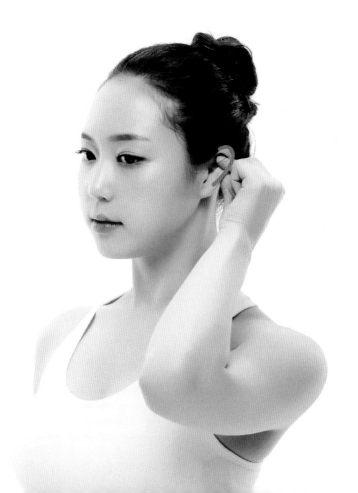

放松耳部,焕发
面部光彩

　　若耳部变得僵硬,面部的肌肉也会变得僵硬,从而导致面部肤色暗沉。我们可以使用拉、折叠等动作按摩,促进血液循环,这样面部就可以重新焕发光彩。

1　拇指和食指捏住耳垂,向外侧拉动,随后手向上移动,用力均匀地拉扯耳朵,使其放松,持续 10 秒。

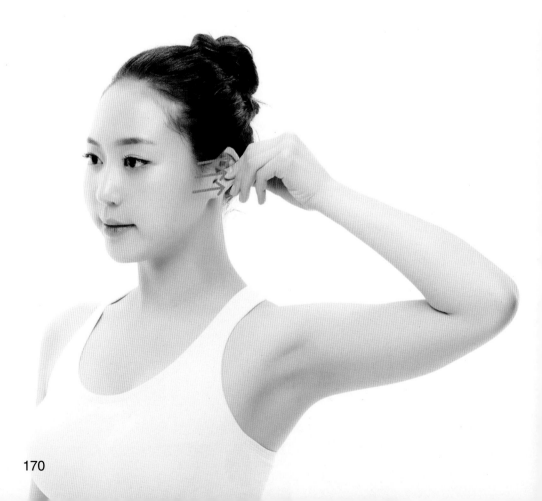

2 用食指和中指将耳朵向面部折叠，用力按压 5 秒后还原。另一只耳朵也用同样的方法重复步骤 1 和步骤 2。

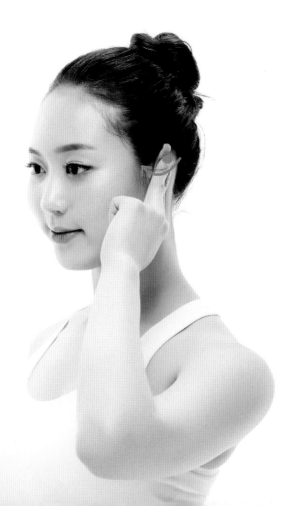

按摩头皮，排出毒素

这个动作可以排出头皮中堆积的毒素，缓解头皮的紧张感，促进淋巴循环，安定心神。同时，按摩头皮还可以帮助去除头皮屑和角质。

1 双手除拇指外的其余手指放在头顶（百会穴），用指腹用力按压 5 秒。

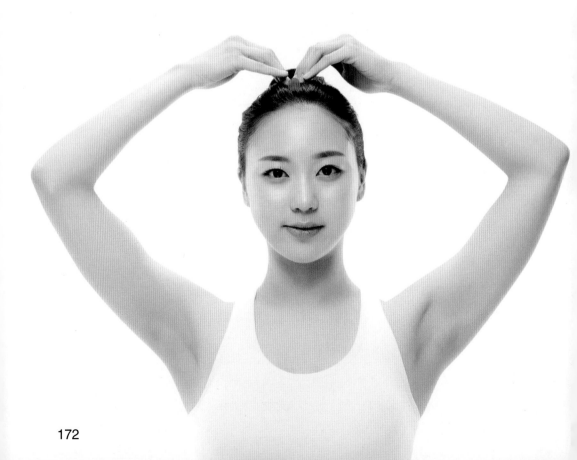

2 双手的手指尽量打开,指腹用力,力量均匀地按压整
块头皮,持续 10 秒。

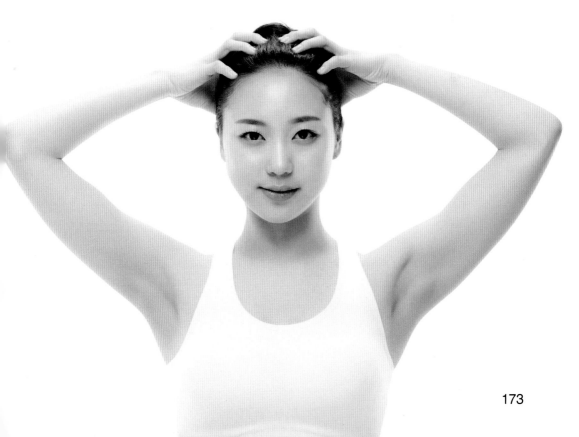

借助冰块,再现尖下巴

这个动作可以强效收缩毛孔,再现尖下巴。同时,还可以消除水肿,促进血液循环。

1 将两块冰块分别用保鲜膜包裹起来,做成小冰袋。双手各拿一个小冰袋,放在下巴上。然后,将小冰袋从下巴到耳垂,轻轻地提拉 3 次。
CHECK:如果用力按压小冰袋或者在一个位置长时间停留,反而会对皮肤造成过度的刺激,所以,按摩的时候,动作一定要轻柔,速度要快。

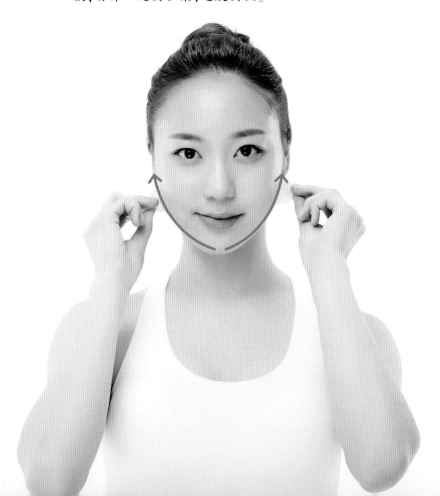

2 一只手拿着小冰袋,从耳朵后侧到锁骨(胸锁乳突肌)前端,轻轻地向下推 3 次。颈部另一侧也用同样的方法按摩。

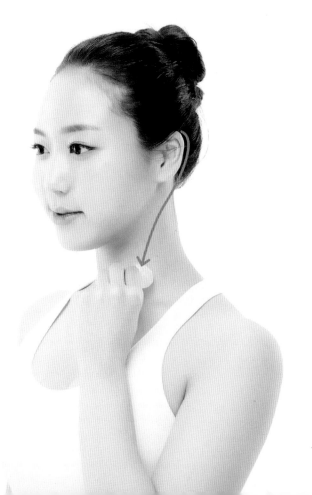

提拉脸颊, 年轻 10 岁

纱布在有效改善圆脸的同时,还可以提高皮肤弹性,提高皮肤的保湿能力。这个动作可以帮助嘴下方的降口角肌恢复弹性,从而使嘴角上翘,让人看起来更加年轻。

1　取 3 张 15cm 长的纱布,用爽肤水充分打湿,随后放入密封的容器中,冷藏 5~10 分钟。冷藏之后,取出一张纱布放在下巴上,接着将纱布从左耳方向用力拉向右耳方向。

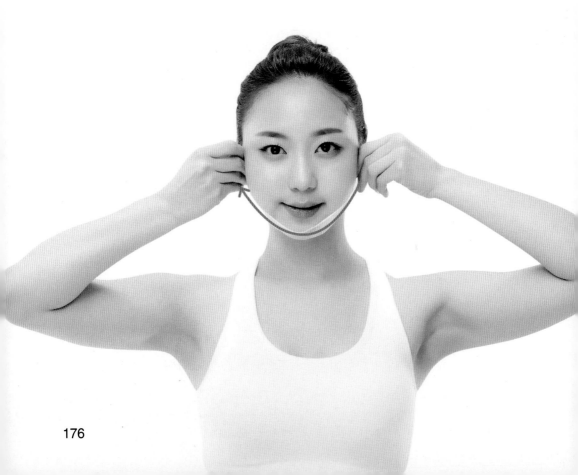

2 在纱布上涂抹一层保湿面霜，记住从下巴向耳朵方向涂抹。然后，将一张冷藏后的纱布，从下巴中间向左耳方向铺，尽量盖住耳朵。右耳也用同样的方法铺上纱布。15 分钟后取下纱布。

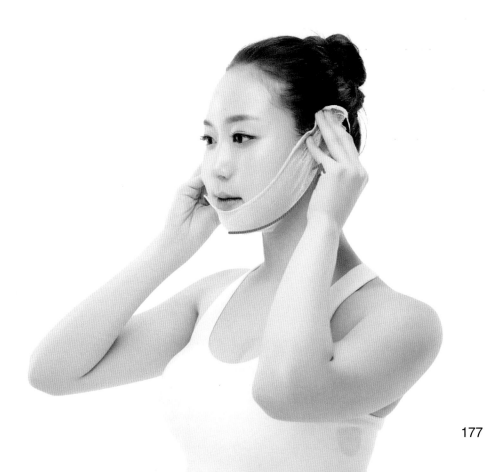

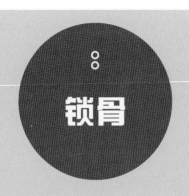

锁骨

　　每位女性都想拥有细长的"天鹅颈"及凸出的性感锁骨。我们在穿低领衣服和裙子的时候,最先被看到的就是颈部、锁骨以及肩部线条。如果这些部位上堆积了脂肪团,就会让斜方肌看起来很发达,显得颈部短粗。特别是锁骨,这里聚集着很多淋巴,是淋巴流动的重要位置。一旦血液和淋巴流通受阻,废弃物就会滞留在体内,容易导致脸色暗沉。所以,我们需要通过按摩来放松颈部和锁骨上的肌肉,以此来促进血液循环。只要我们每天坚持按摩锁骨周围的肌肉,就可以让锁骨线条变美,颈部变长,肩部线条变美。

需要通过按摩改善的锁骨症状

- ☑ 颈部粗短,皱纹多。
- ☑ 肩部斜方肌向上凸出,僵硬。
- ☑ 锁骨线条不明显,无法充分展示女性美。
- ☑ 肩部显得很宽。
- ☑ 面部容易水肿。

惠贞老师的指导建议————————————————
要关注的部位是锁骨前端以及肩部线条。可采用推、按压、摇动锁骨等动作进行轻柔的按摩。

再现锁骨线条

通过按摩肩部的斜方肌以及锁骨周围，可以有效地放松僵硬的肌肉，去除赘肉。随着废弃物被慢慢地排出，不明显的锁骨线条可以再次出现。

双手抓住锁骨前端，拇指放在锁骨下方，其余四根手指放在锁骨上方。随后，从锁骨前端向肩的方向，上下用力摇动锁骨 5 秒，重复 3 次。

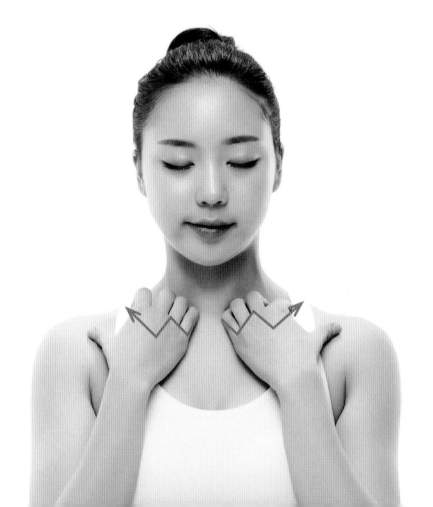

促进锁骨处淋巴循环

锁骨位置的淋巴结一旦堆积了废弃物,脂肪团就会出现。只要顺着锁骨方向坚持按摩,淋巴循环就会变得顺畅。那么,锁骨线条以及腋窝线条都会变美。

1 食指和中指做成"V"字形,然后将手指放在锁骨的起始位置。

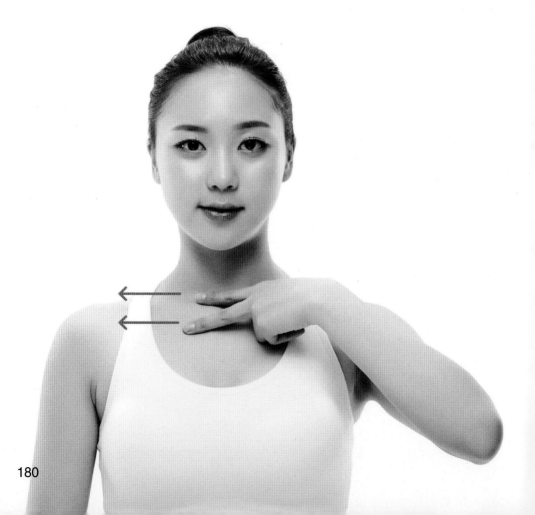

2 两根手指向肩的方向推 10 次。另一侧锁骨也用同样
的方法按摩。

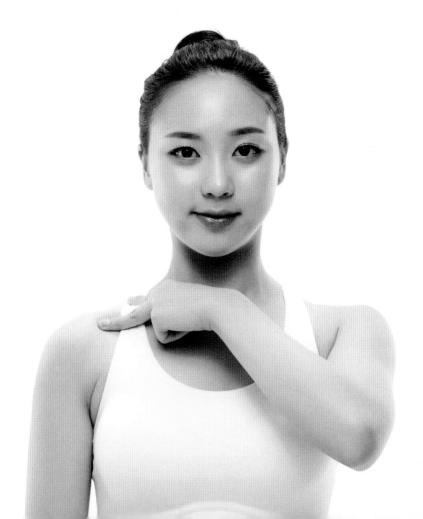

打造凹凸有致的锁骨

　　锁骨上方的凹陷处是排出废弃物的通道。用手指在锁骨周围用力按压,可以帮助排出毒素和废弃物,让锁骨突出,使上半身看起来更加苗条。

1　左手的四根手指放在右侧锁骨上方,手指用力,将锁骨向下拉,持续 5 秒。

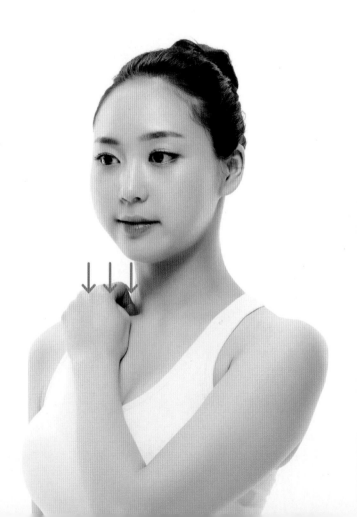

2 左手的四根手指放在右侧锁骨的下方，手指用力，将
锁骨向上推，持续 5 秒。另一侧锁骨也用同样的方法
重复步骤 1 和步骤 2。

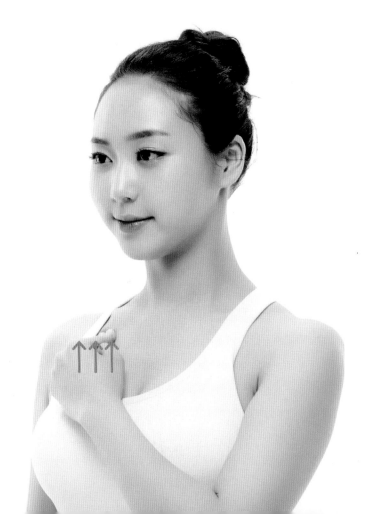

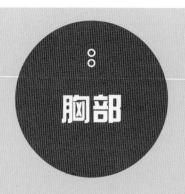

胸部

　　有弹性的乳房更加能够凸显美丽的身材。如果你也在为失去弹性而下垂的乳房而感到烦恼，那就赶紧开始按摩吧。因为按摩是矫正胸形最有效的方法。腋下(腋窝)与手臂、胸部、肩部相连,是淋巴的聚集地。如果这个部位淋巴循环出了问题,那么就会导致脂肪团堆积,文胸周围就会产生赘肉,胸形也会变得不美观,甚至失去弹性。坚持做聚拢胸部和向上提拉胸部的按摩，不仅可以有效地预防胸部下垂和外扩,而且可以刺激乳腺,起到挺胸的效果。

需要按摩的胸部症状

☑ 乳房向外扩、下垂。

☑ 乳房没有弹性。

☑ 乳房形状不好看。

☑ 腋下赘肉增多,凸出。

惠贞老师的指导建议————

要关注的部位是胸部两侧以及胸部下方。可采用向内侧推、顺时针揉等动作进行按摩。

管理胸部周围的肌肉

只有管理好胸部周围的肌肉,尤其是腋窝的赘肉和脂肪团,才能使乳房挺拔、有弹性。

拇指和其余四根手指抓住腋下文胸周围的赘肉,向另一侧锁骨方向用力提拉,持续 10 秒。另一侧腋下赘肉也用同样的方法按摩。

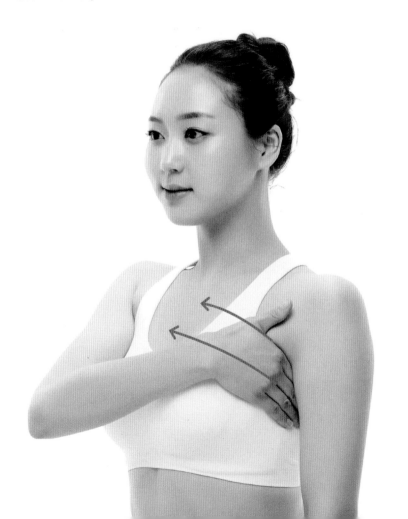

185

促进胸部淋巴循环

按顺时针方向按摩胸部,可以促进淋巴循环,消除水肿。同时,其可以使乳房更加丰满,表面更加柔软和光滑。

双手分别放在乳房的上方和下方,轻轻地画圈,揉按。乳房上方的手从内向外,乳房下方的手从外向内,轻揉 5 次。另一侧乳房也用同样的方法按摩。

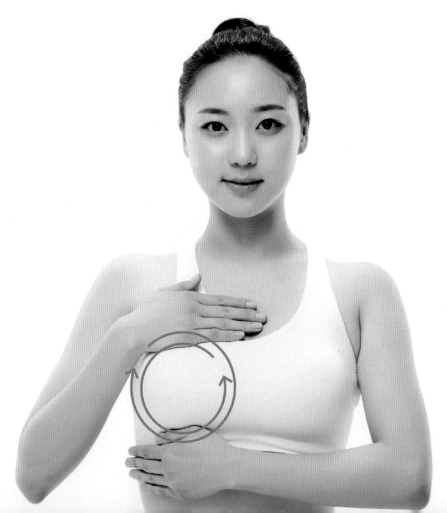

打造丰满的胸部

这个动作主要用于聚拢胸部。乳房会因为肥胖而向外扩,每天坚持按摩,可以有效地聚拢胸部,拥有理想的胸形。

双手分别放在乳房外侧,包住外侧肌肉。双手手掌用力,向乳头方向推挤。重复 10 次。

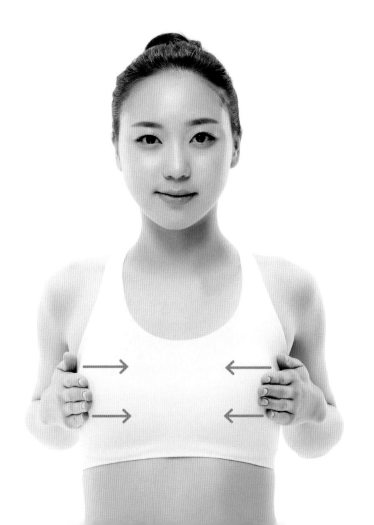

打造坚挺的胸部

乳房有弹性,则不容易下垂。这个动作可以聚拢胸部,使乳房坚挺,线条美观。

1 双手手掌放在乳房上方,轻轻地向乳头方向推动。重复5次。
CHECK:从乳房上方向乳头推动时,只要轻轻地抚摩乳房即可。如果用力太大,反而会导致乳房下垂。

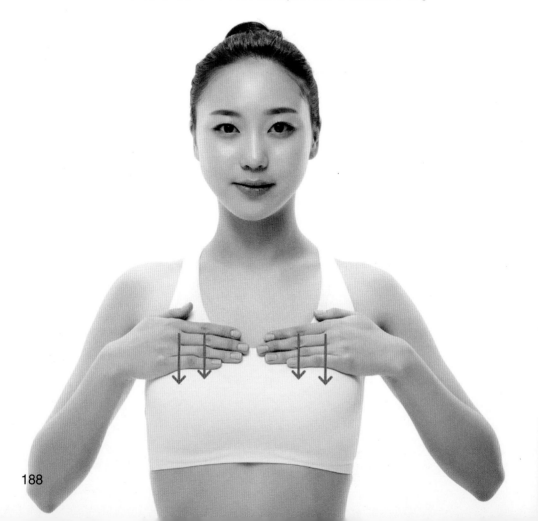

2 将双手手掌放在乳房下方，用力向乳头方向推动，重复5次。

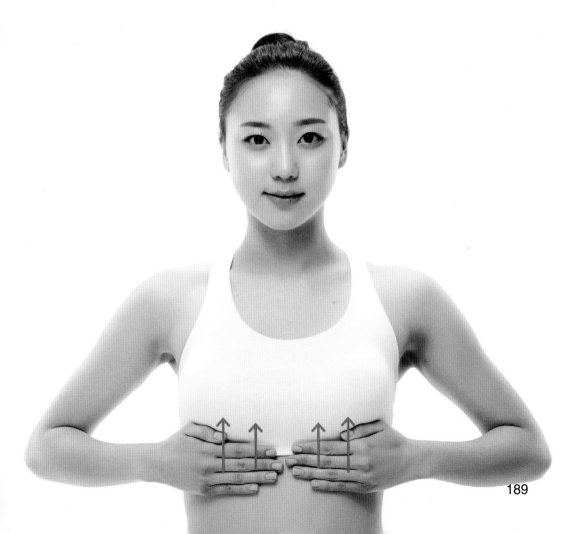

健身减脂交流群使用说明

建议配合二维码一起使用本书

本书配有读者交流群：

群内提供读书活动和资源服务。读者入
群与群友交流消除脂肪团的学习心得和
实践经验，掌握健康减脂方法。

入群步骤：

❶ 微信扫描本页二维码

❷ 根据提示，加入健身减脂交流群

❸ 可在群内发表读书心得，领取资源

微信扫码入群

群服务介绍：

【运动背景音乐】，精选韵律音乐助你乐享运动

【瑜伽身心锻炼】，跟着专业老师一起运动

其他健身类图书推荐

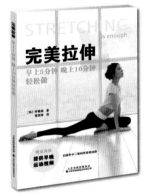

完美拉伸:早上 5 分钟,晚上 10 分钟轻松做

(韩)朴書希著,曾甜甜译

ISBN 978-7-5433-3646-9

本书介绍的拉伸运动不受时间和地点限制,是真正可以在家做的运动。每天早上用 5 分钟的时间,晚上用 10 分钟做拉伸运动,可保持一天的舒畅状态。如果想加大运动量,还配有 15 分钟的动作组合。坚持每天做短时间的拉伸运动,就可拥有易瘦体质和良好的身体状态。做适合自己的拉伸运动,一天 5 分钟就足够了。书中还有配套的动作视频,可以通过扫描二维码跟着视频轻松做。

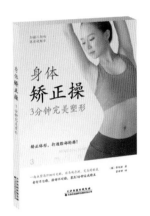

身体矫正操:3 分钟完美塑形

(韩)朴淑姬著,曾甜甜译

ISBN 978-7-5433-3652-0

本书包含体形矫正专家朴淑姬院长所有的堪称能与全身整形相媲美的、令人震惊的自我矫正秘诀。

通过矫正变形的骨骼和僵硬的肌肉,身体和脸庞都会变得更美。通过每天一个动作、一次 3 分钟的锻炼就能有针对性地矫正不满意的部位,拥有漂亮的 1 字腿、漂亮的腰线、苗条的身材、娇小的脸庞和美丽的下颌线不再是梦想。书中还有配套的动作视频,可以通过扫描二维码跟着视频轻松做。

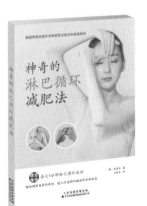

神奇的淋巴循环减肥法

(韩)裴恩贞著,马君华译

ISBN 978-7-5433-4032-9

淋巴液像血液一样流动于全身,承担着身体内的各项工作。畅通的淋巴循环有助于代谢废物排出,改善免疫力,调节自主神经,预防疾病。

韩国明星的塑形导师裴恩贞公开淋巴循环的独家秘诀,每天 5 分钟,坚持淋巴循环运动,排出代谢废物,不仅能塑造完美的身材、拥有迷人的童颜,还能消除疲劳,找回健康自然的状态。

扫描二维码购买